평생
살 안찌는
몸 만들기

동아일보사

PROLOGUE

체질을 바꾸지 않는 한
살 빼기 전쟁은 계속된다

　　　　　　　　　　내가 처음 비만 치료에 관심을 갖게 된 것은 경희대학교 한방병원에서 근골격계질환 환자들을 진료하면서부터다. 허리통증, 무릎통증 등을 호소하는 환자들을 진료하다보니 뚜렷한 공통점을 발견할 수 있었는데 환자의 대부분이 과체중 또는 비만이라는 사실이었다. 허리통증이나 무릎통증 등은 퇴행성질환이지만 체중이 많이 나갈수록 더 빨리 진행되고 통증도 더 심해지는 것이 특징이다. 그때부터 환자들에게 강조한 것이 "살을 빼야 허리도 아프지 않고 무릎도 아프지 않으니 적게 먹고 운동하라"는 것이었다.

　그러나 말이 쉽지 '적게 먹고 운동하는 것'을 제대로 실천하는 환자는 거의 없었다. 내원할 때마다 "조금만 먹으려고 해도 자꾸 입맛이 당겨서…" "운동은 열심히 했는데 도통 살이 빠지지 않는다"며 좀처럼 줄어들지 않는 체중에 민망해하는 환자들을 보며 비로소 '살을 빼야 한다고 강조만 할 것이 아니라 실제 살을 뺄 수 있도록 도와 근원 치료를 하자'는 결심을 했다.

 살을 빼되 건강하게 뺄 수 있는 방법을 고민하다가 자연치료법인 절식요법에 주목하기 시작했다. 절식요법은 종교에서 행하는 금식기도에 그 기원을 두고 있다. 불교의 선단식, 기독교의 금식기도, 이슬람교의 라마단이 대표적인데 음식을 잠시 끊어 육체를 포기함으로써 영적인 체험을 할 목적으로 시작된 금식기도를 통해 뜻하지 않게 병을 고치는 사례가 속출했다. 그러자 육체의 질병을 치료하기 위한 단식이 민간요법으로 정착되었다.
 단식이 육체의 병을 고치는 원리는 단순하면서도 과학적이다. 기계도 이상이 생기면 잠시 작동을 멈춰 부품을 점검하고 내부를 청소하듯 단식도 내부 장기의 활동을 멈추고 몸속에 쌓인 찌꺼기, 즉 노폐물과 독소를 제거하는 과정이라고 할 수 있다. 음식을 먹지 않는 동안 충분히 휴식을 취한 장기는 제기능을 회복하고 찌꺼기가 깨끗이 빠져나간 몸은 혈액순환과 신진대사가 원활해질 뿐 아니라 우리 몸이 원래 지니고 있는 자연치유 능력, 즉 면역 기능까지 활성화돼 건강이 회복되는 것이다. 그리고 이 과정에서 반드시 동반되는 효과가 바로 체중 감량이다. 애초 건강을 목적으로 행했던 단식에서 가장 빠르고도 확실한 체중 감량 효과를 얻을 수 있으니 이보다 더 건강하게 살을 뺄 수 있는 방법은 없는 셈이다. 절식요법은 좀 더 안전하고 효과적으로 살을 뺄 수 있도록 단식을 체계화한 프로그램이다.

이 절식 프로그램을 환자 치료에 적용하기 위해 국내 한의학계에서는 처음으로 경희대학교 한방병원에 비만클리닉을 개설했다. 절식요법의 효과가 워낙 강력하다보니 비만환자들 사이에서 금방 입소문이 났지만 환자들을 진료하면서 절식요법만으로는 어딘가 미진하다는 생각이 들었다. 절식요법으로 뺀 체중을 영원히 유지할 수 있어야 함은 물론, 근본적으로 비만을 예방할 수 있어야 한다는 데 생각이 미쳤다. 사실 살을 빼는 것보다 더 어려운 것이 감량된 체중을 영원히 유지하는 것이기 때문이다.

그때부터 다시 살이 찌는 원인과 환자의 체질에 관해 연구하기 시작했고, 살이 찌는 근본 원인은 많이 먹고 운동하지 않아서가 아니라 스트레스를 먹는 것으로 해소하려는 우리 몸의 특성, 즉 체질 때문이라는 결론에 이르렀다. 효과적으로 체중을 줄이고, 줄인 체중을 영원히 유지하기 위해서는 체질을 바꿔야 한다는 사실을 깨달았고, 그 결과 나온 비만 치료 프로그램이 바로 체질 성형이다.

체질 성형 프로그램은 지난 30여 년 동안 5000명이 넘는 비만환자를 치료하면서 한 단계 한 단계 발전시켜온 프로그램이니 말 그대로 살아있는 비만치료법이라고 할 수 있다. 단순히 살을 빼는 것에서 그치지 않고 살찌는 체질을 영원히 살 안 찌는 체질로 바꿀 수 있는 방법이자 가장 건강하게, 그리고 젊고 아름답게 살을 뺄 수 있는 방법이라고 자부한다.

지금까지 내 환자들이 그랬듯 이 책을 접하는 독자도 체질 성형을 통해 두 번 다시 다이어트 고민을 하지 않게 되기를 간절히 바란다. 그리고 나아가 다이어트 때문에 건강을 망치는 이들이 더는 없기를, 소모적인 다이어트로 돈과 인생을 낭비하는 이들이 없기를 바라는 마음 간절하다.

2009년 5월
신 현 대

CONTENTS

체질을 바꾸지 않는 한 살 빼기 전쟁은 계속된다 • 2

Part 1 체질을 무시하고는 절대 성공할 수 없다

비만은 많이 먹고 운동하지 않은 탓이다? • 12
먹는 양만 줄이면 누구나 10kg 뺄 수 있다? • 18
마음껏 먹으며 살 뺄 수 있는 비결이 있다? • 23
운동 열심히 해서 살을 뺀다? • 32
수술, 약물 등으로 살을 뺀다? • 39

Part 2 다이어트의 끝장을 보려면 체질을 바꿔라

체질을 바꾸지 않는 한 악몽은 계속된다 • 50
한국인의 85%가 살찌는 체질을 타고 난다 • 55
■ 양인체질과 음인체질을 알아보는 간편 체크리스트 • 60
현대인의 비만 체질, 무엇이 문제인가 • 61
타고난 체질은 못 바꿔도 후천적 체질은 바꿀 수 있다 • 68
아름다운 몸매와 건강까지 한 번에 잡는 체질 성형 • 72

Part 3 살찌지 않는 몸 만드는 체질 성형 프로그램

체질을 바꾸려면 몸속 대청소부터 하라 • 80
최소 일주일간 특별한 일정이 없는 기간을 선택하라 • 86
23일간만 술과 담배를 끊어라 • 91
일상생활은 그대로 유지하라 • 96
딱 8일만 도시락을 지참하라 • 99
과격한 운동은 하지 마라 • 102
영양실조는 걱정하지 마라 • 105
■ 체질 성형 프로그램 한눈에 이해하기 • 109

Part 4 체질 성형 1단계 체중의 10%가 빠지는 23일 절식요법

노폐물만 빼도 체중의 10%가 빠진다 • 112
몸이 혼란을 겪지 않도록 서서히 신호를 보내라(3일 감식기) • 117
땀과 배변 등으로 노폐물이 완전히 빠진다(5일 단식기) • 120
체지방이 빠지기 시작한다(5일 회복식기) • 124
입맛과 체질이 바뀌기 시작한다(10일 식이요법기) • 128
■ 감식기 식단 • 119_ ■ 회복식기 식단 • 127 _ ■ 식이요법기 식단 • 130
■ 포기하고 싶을 때 이렇게 극복하라! • 131
■ 23일 절식요법 실행 파일 • 132

Part 5 체질 성형 2단계 다시 살찌지 않는 체질 만드는 식이요법

이제 무엇을 먹는지에 따라 체질이 달라진다 • 138
체질에 맞는 음식은 살찌지 않는다 • 143
제철에, 내가 사는 땅에서 나는 식품이 최고의 체질식 • 147
제철 재료라면 유기농을 고집할 필요는 없다 • 152
가공식품 대신 발효식품을 섭취하라 • 156
조리법을 단순화해 재료 고유의 맛을 즐겨라 • 160
- 내 체질에 이로운 식품과 해로운 식품 • 146 _ ■ 계절별 제철 재료 • 164
- 체질식이요법 실천 노하우 • 165
- 살찌지 않는 체질로 바꿔주는 일주일 체질 식단(봄/여름/가을/겨울) • 166

Part 6 체질 성형 3단계 바뀐 체질로 병 안 걸리고 사는 생활치료요법

생활을 바꿔야 체질 성형이 완성된다 • 172
해 뜰 때 일어나고 해 지면 잠들어라 • 177
기분 좋게 먹으면 살찌지 않는다 • 182
어부의 낚시와 낚시 마니아의 낚시는 차원이 다르다 • 186
머리까지 완전히 비우는 정적인 휴식을 취하라 • 190
양인 체질은 유산소 운동을, 음인 체질은 스트레칭을 하라 • 194
- 생활치료요법 실천 노하우 • 197

Part 7 아름답고 건강해진 몸으로 제2의 인생을 시작하라

영원히 살찌지 않는 체질로 바꾼다 • 200
다이어트 후 거칠고 주름진 피부는 이제 그만! • 204
체질 성형으로 10년은 젊어진다 • 209
체질 성형으로 만성질환까지 잡는다 • 213
이젠 뭐든 할 수 있다! 충만한 자신감을 즐겨라 • 220
- 체질 성형 후 달라지는 10가지 변화 • 225

Part 8 그래도 안 된다는 사람들을 위한 스페셜 케어

고도비만자는 3개월 후 한 번 더 반복하라 • 228
주중 단식이 불가능하다면 주말을 이용하라 • 232
단 하루도 굶지 못하겠다면 전문의를 찾아라 • 235
체질식이요법과 생활치료요법이 불가능하다는 사람들에게 • 240
- 닥터 신의 일대일 Q&A 상담 클리닉 • 244

Part 1

체질을 무시하고는 절대 성공할 수 없다

많이 먹으면 당연히 살이 찐다. 그럼 먹는 양만 줄이면 살을 뺄 수 있을까? 식이요법만큼 효과적인 다이어트법은 없지만 우리의 몸과 의지가 생각만큼 따라줄 때 얘기다. 그래서 마음껏 먹으며 살을 뺄 수 있다는 유혹이 많다. 식욕을 다스릴 수 없는 사람들에겐 복음처럼 들리겠지만 일시적인 미봉책에 불과하다. 약물이나 수술도 마찬가지. 운동으로 살을 빼겠다면 기약 없는 장기전을 각오해야 한다. 비만은 우리 몸의 생리적 현상으로 인한 증상이다. 몸의 생리를 바꾸지 않고는 근본적으로 해결할 수 없다.

비만은 많이 먹고 운동하지 않은 탓이다?

끝없는 다이어트의 악몽

  2008년 늦가을 무렵이었다. 몸이 꽤 둔해 보이는 젊은 여성 환자가 진료실에 들어섰다. 한눈에 보기에도 15kg 이상은 감량해야 할 것 같았다. 당시 스물아홉 살의 그녀는 이미 다이어트 때문에 지칠 대로 지친 듯 상담하는 내내 "아예 살 안 찌는 방법은 없나요?"하고 몇 번이나 묻고 또 물었다.

  비만 때문에 고민하는 사람들이 흔히 그렇듯 그녀도 이미 온갖 종류의 다이어트를 경험해본 터였다. 단백질 식품만 집중적으로 섭취하는 애킨스 다이어트부터 한 가지 과일이나 음식만으로 며칠씩 끼니를 때우는 원푸드 다이어트, 식욕억제제를 복용하는 약물요법에 이르기까지 그녀에게서 전해 들은 다이어트 종류만 해도 일일이 나열하기 힘들 정도였다.

그러나 그 어떤 다이어트도 그녀의 고민을 해결해주지는 않았다. 그중 몇 가지 방법으로는 일주일 만에 5㎏ 이상을 감량하는 효과를 거두기도 했지만 조금만 방심하면 하루 이틀 만에 몸무게가 제자리로 돌아오기 일쑤였고, 어떤 경우에는 본래 몸무게를 넘어 몇 ㎏이나 더 불어 있는 끔찍한 경험도 했다고 한다. 자신의 다이어트 경험담을 얘기하던 그녀가 한숨을 푹 내쉬더니 혼잣말처럼 이렇게 내뱉었다.

"먹는 걸 줄여야 하는데… 운동도 꾸준히 해야 하는데… 그게 마음대로 안 돼요."

자신의 의지가 약해서 다이어트에 번번이 실패했음을 자책하는 말이었다. 혼자서도 식이요법과 운동을 병행하며 살 빼는 데 성공하는 사람이 아주 없는 것도 아니므로 그녀의 자책은 일면 타당했다. 그러나 참을 수 없는 식욕과 선뜻 운동할 마음이 내키지 않는 둔한 몸이 온전히 그녀의 의지박약 탓이기만 할까?

웬만한 의지의 소유자도 식욕은 참을 수 없다

　사람들이 살찌는 원인에 대해 가장 크게 오해하는 것이 바로 '비만은 많이 먹고 운동하지 않은 탓'이라고 생각하는 것이다. 그래서 살찐 사람들은 으레 식탐 많고 게으른 사람이며 자기관리에 소홀한 사람쯤으로 치부해버리곤 한다.

　많이 먹고 운동하지 않으면 살이 찌는 것은 당연한 이치다. 특히 운동량의 부족보다 더 직접적인 원인은 많이 먹는 것이다. 그렇다면 살이 찔 것을 알면서도 왜 우리는 식욕을 자제하지 못할까? 의지가 약해서? 또는 위장이 이미 커져버려서? 모두 맞는 말이기는 하지만 참을 수 없는 식욕의 근본적인 원인은 따로 있다. 식욕은 사람의 의식이 아니라 무의식의 지배를 받는다는 사실이다.

　우리는 흔히 '배가 고프다' 또는 '배가 부르다'고 느끼는 것을 단순히 '위장이 비었다' 또는 '위장이 꽉 찼다'는 것으로 생각하지만 사실 이것은 우리의 위장이 아니라 뇌가 느끼는 감각이다. 사람이 음식을 섭취하지 않아 혈당치가 떨어지면 뇌 속의 식욕중추가 자극돼 음식을 섭취하게 하고 적당량의 음식 섭취로 혈당치가 정상으로 돌아오면 다시 포만중추가 자극돼 음식 섭취를 중단하게 만드는 것이다.

이 과정에서 우리가 느끼는 감각은 식욕중추와 포만중추가 자극되었을 때뿐 식욕중추가 자극되기까지의 과정, 포만중추가 자극되기까지의 과정은 결코 의식할 수 없고 또 마음대로 조절할 수도 없다.

예를 들어보자. 틀림없이 점심을 배부르게 먹었는데 1~2시간도 채 지나지 않아 배 속이 허전하거나 입이 심심해서 간식을 먹어본 경험이 누구에게나 있을 것이다. 배 속이 허전하거나 입이 심심하다는 느낌도 결국 식욕중추가 자극되어야만 느낄 수 있는 감각이다. 위장의 음식물이 채 소화되지도 않아 혈당치가 충분히 떨어지지도 않았는데 왜 이런 일이 일어날까?

우리 몸에서 음식을 필요로 하는 상황이 발생했기 때문이다. 사람이 음식을 먹는 행위는 몸에 영양분을 공급하기 위해서이기도 하지만 정신적인 안정을 얻기 위해서이기도 하다. 스트레스를 받거나 과로하면 우리 몸에서는 교감신경이 극도로 흥분해 심장 박동이 빨라지고 혈당이 상승할 뿐 아니라 혈관이 수축되면서 혈압이 오르는 등 몸을 상하게 하는 증상이 나타난다.

이때 더는 몸이 상하지 않도록 부교감신경이 항진되면서 교감신경의 흥분을 가라앉히는데 이 부교감신경을 항진시키는 가장 손쉬운 방법이 바로 식욕을 일으키는 것이다. 음식을 먹어 포만 중추가 자극되면 뇌에서 엔도르핀과 세로토닌이라는 기분 좋은 호르몬이 분비된다. 실제 배가 고프지 않은데도 교감신경의 흥분을 가라앉힐 목적으로 식욕중추를 자극하는 호르몬이 분비되는 것이다.

사람은 누구나 이 기분 좋은 자극에 중독돼 있으며 특히 식욕을 참기 어렵다는 사람일수록 더 강하게 중독돼 있다고 보면 된다.

비만은 놀라운 생명 현상의 결과

다시 말해 식욕은 스트레스로부터 우리 몸을 지키기 위한 일종의 방어수단이자 생리적 현상이라고 할 수 있다. 따라서 식욕은 억지로 참을 수도 없지만 억지로 참아서도 안 된다. 스트레스를 해소할 유일한 방법마저 없애버리면 살은 빠질지 모르지만 몸은 망가질 수밖에 없기 때문이다.

물론 식욕을 억지로 참는 것이 아주 불가능한 것만은 아니다. 아무것도 먹지 않고 며칠씩 굶는 사람도 있고 칼로리가 극도로 제한된 식이요법을 몇 달씩 해내는 사람도 있다. 그러나 인간의 의지로 식욕을 참아낼 수 있는 것은 단기간에 불과하다. 더구나 억지로 식욕을 억제하면 '먹지 말아야 한다'는 생각 자체가 스트레스로 작용해 이전보다 더 강렬한 식욕을 느끼게 마련이다. 그래서 의지가 약해지는 순간 식이요법을 오래 해온 사람이나 혹독하게 칼로리를 제한해온 사람일수록 더 쉽게 무너지고 마는 것이다.

이는 잠을 영원히 참을 수 없는 것과 마찬가지다. 며칠은 잠을 자지 않거나 3~4시간만 자면서 버틸 수 있을지 모르지만 어느 순간이 되면 자신도 모르는 사이에 기절하듯 잠들어버리는 것이 우리 몸의 생리적 현상이다. 평생 3~4시간만 자면서 버틴 것으로 유명한 영국의 처칠 총리나 프랑스의 나폴레옹도 틈틈이 낮잠을 자는 것으로 부족한 수면 시간을 보충했다고 하지 않던가.

따라서 참을 수 없는 식욕에 대해, 그리고 비만에 대해 필요 이상 자책하거나 죄책감을 가질 필요는 없다. 식욕이든, 그로 인한 비만이든 알고 보면 우리 몸의 놀라운 생명 현상이 만들어낸 결과이기 때문이다.

먹는 양만 줄이면
누구나 10kg 뺄 수 있다?

식이요법의 한계

 비만은 '많이 먹고 운동하지 않아서'가 아니라 스트레스를 포만감으로 해소하려는 우리 몸의 생리적 현상 때문이라고 했다. 그런데 이 생리적 현상인 식욕을 인간의 의지로 다스릴 수 있다고 믿는 체중 감량법이 있다. 바로 식이요법이다.

 식이요법이란 말 그대로 음식을 줄이거나 조절함으로써 몸의 병을 치료하는 방법이다. 체중을 줄이는 데도 식이요법만큼 효과적인 것이 없다는 사실이 밝혀지면서 다이어트를 하는 사람들이 금과옥조처럼 여기는 방법이기도 하다. 사실 다이어트(diet)라는 단어 자체에 이미 규정량의 식사라는 뜻이 포함돼 있으므로 '다이어트=식이요법' 이라는 공식이 성립된 것도 무리는 아니다.

요즘 유행하는 다이어트 식이요법은 대략 두 가지로 나뉜다. 하나는 하루의 칼로리 섭취량을 철저하게 제한하는 방법이고, 또 하나는 칼로리와 상관없이 평소 먹던 양을 절반 또는 그 이하로 줄여 먹는 방법이다.

먼저 칼로리 섭취량을 제한하는 식이요법부터 따져보자. 이 방법은 모든 음식의 칼로리를 일일이 계산해 딱 하루에 필요한 만큼만 칼로리를 섭취함으로써 몸에 남아도는 칼로리가 없도록 하는 방법이다. 좀 더 과학적으로는 개개인의 기초대사율을 측정해 그 이상의 칼로리 섭취를 제한하기도 한다. 기초대사율이란 사람이 숨 쉬고 생활하고 잠자는 데 쓰이는 에너지이므로 이론적으로 생각해보면 기초대사율을 넘어서지 않는 한도 내에서 칼로리를 섭취한다면 따로 운동하지 않아도 살이 찌지 않을 것이다.

그러나 음식을 먹을 때마다 '밥 한 공기는 300칼로리, 설렁탕은 570칼로리' 하는 식으로 칼로리 계산을 해야 한다면 그 식사가 즐거울까? 게다가 혹 음식의 양을 조절하지 못해 지나치게 많은 칼로리를 섭취하는 것은 아닌지 조바심까지 낼 정도라면 음식을 먹는 행위 자체가 피곤한 노동이 되고 말 것이다.

앞서 설명한 것처럼 음식을 먹는 것은 일상의 긴장과 스트레스를 푸는 일종의 탈출구나 마찬가지다. 식이요법을 하면서 다행히 명상을 하거나 산책을 즐길 마음의 여유를 가진 사람이라면 모르겠지만 그렇지 않은 대부분의 사람은 항진된 교감신경을 다스릴 유일한 방법마저 포기해버리는 셈이 된다.

살은 빠지지만 유지하기는 어렵다

그렇다면 칼로리와 상관없이 평소 먹던 양보다 절반 또는 그 이하로 줄여 먹는 다이어트는 괜찮을까? 골치 아프게 칼로리 계산할 필요 없이 그저 평소 먹던 대로 먹으면서 단순히 양만 줄이는 방법이니 누구라도 쉽게 따라 할 수 있는 방법처럼 여겨질 것이다.

그러나 평소 한 공기의 밥을 먹던 사람이 어느 날부터 반 공기로 줄여 먹는 것이 과연 쉬운 일일까? 포만감을 채 느끼기도 전에 수저를 내려놓는 것은 살을 빼야 하는 이유가 웬만큼 절박하지 않고서는 불가능한 일이다. 또 다이어트를 반드시 해야 하는 사람이라도 영원히 식욕을 절제하며 살 수는 없다. 게다가 양을 줄여 먹는 것이 힘들거나 고통스럽기까지 하다면 칼로리를 제한하는 식이요법과 마찬가지로 음식을 먹는 행위가 스트레스로 작용해 오히려 교감신경을 더욱 항진시키는 결과를 초래할 것이다.

그렇다고 식이요법이 전혀 효과적이지 않다는 뜻은 아니다. 일부 특이체질을 제외하고는 식이요법만으로도 충분히 살을 뺄 수 있다. 문제는 이렇게 살을 뺀 상태를 유지하기 어렵다는 데 있다. 식이요법을 3개월 이상 하면 위장의 크기가 줄어들어 적은 양을 먹어도 충분히 포만감을 느낄 수 있다고 하지만 사람은 배가 고프지 않아도, 심지어 배가 부른 상태에서도 얼마든지 더 먹을 수 있는 존재다.

'이만큼 뺐으니 한 번쯤은 먹고 싶은 만큼 먹어도 괜찮겠지?' 하는 생각으로 회식 자리에서 양껏 먹고 스트레스 받는다고 또 먹고 하다보면 애써 줄여놓은 위장은 어느새 최대한 먹었던 양만을 기억해 웬만한 양으로는 좀처럼 포만감을 느낄 수 없게 된다.

그래서 6개월, 1년에 걸쳐 철저한 칼로리 제한과 소식으로 목표 체중을 달성한 뒤에 다시 체중이 조금씩 부는 경우가 많은 것이다. 다이어트에 대한 절박함이 사라져 의지가 약해진 탓도 있지만 식이요법에 실패하는 가장 큰 이유는 미각과 생활이 바뀌지 않았기 때문이다. 음식을 향한 욕망, 긴장과 스트레스의 연속인 일상을 그대로 둔 채 칼로리를 제한하고 먹는 양을 줄이는 데만 집중하다보면 언젠가는 반드시 '식욕'이라는 괴물 앞에 무릎을 꿇을 수밖에 없다.

마음껏 먹으며 살 뺄 수 있는 비결이 있다?

마음껏 먹어도 좋다는 네 가지 유혹

　배고픈 건 죽어도 못 견디겠다는 사람들, 맛있는 음식만 보면 자제가 안 된다는 사람들이 가장 솔깃해하는 것이 바로 '마음껏 먹으며 살을 뺄 수 있다'는 유혹이다. 배고픈 고통을 참지 않아도, 귀찮고 힘든 운동을 하지 않고도 살을 뺄 수 있다는 것만큼 달콤한 유혹은 없을 것이다.

　흔히 '마음껏 먹으면서 살을 뺀다'고 하는 다이어트는 크게 네 종류로 나뉜다. 첫 번째가 밥 대신 한 가지 음식만 며칠씩 먹는 원푸드 다이어트다. 사과나 포도, 토마토, 달걀, 선식, 양배추 수

프 등을 식사대용식으로 이용하면서 다른 음식은 물 외에는 일절 먹지 않는 방법이다.

두 번째는 하루 한 끼 또는 두 끼만 특정 식품으로 대체하고 나머지 식사는 평소대로 하는 방법이다. 일본에 이어 우리나라에서도 관심을 모은 바나나 다이어트가 대표적이고, 그 밖에 고구마나 두부, 검은콩, 선식 또는 생식, 요구르트 등으로 대체하는 방법이다.

세 번째는 식사는 규칙적으로 하되 다이어트에 도움이 되는 식단으로 구성하는 방법이다. 주로 고단백 저칼로리 식단으로 구성하는데 단백질 위주의 식사를 통해 탄수화물 섭취량을 줄이도록 유도하는 애킨스 다이어트와 덴마크식 다이어트가 대표적이다. 최근에는 구석기 시대의 원시 인류처럼 단백질과 오메가-3 지방산 위주로 식단을 구성하는 구석기 다이어트가 인기를 끌고 있다.

그리고 마지막으로 식사 습관이나 식단은 바꾸지 않은 채 특정 식품만을 추가하는 방법이 있다. 올리브오일, 다시마, 식초, 초콩, 초콜릿, 팥물, 생강홍차, 녹차 등을 식전이나 식후에, 또는 틈틈이 먹거나 마시는 것이다.

달콤한 유혹에 속지 마라

먼저 원푸드 다이어트부터 살펴보자. 내 환자들, 그중에서도 여성 환자들이 거의 빠짐없이 도전해본 다이어트가 바로 한 가지 음식으로 식사를 대신하는 원푸드 다이어트다. 그런 그들의 경험담은 한결같다.

"살이 빠지기는 하는데 끝내고 나니 금방 다시 쪘다"는 것이다. 그럼에도 하는 동안에는 살 빠지는 효과가 워낙 크다보니 식품의 종류만 바꿔 몇 번이나 원푸드 다이어트를 반복한 환자도 있다. 물론 그때마다 결과는 좌절스러웠지만 다이어트 방법에 문제가 있다는 생각보다는 "살을 뺀 후 관리를 제대로 못 해서 다시 쪘다"고 생각하는 환자가 많다. 역시 자신의 의지박약이 문제라는 것이다.

과연 그럴까? 원푸드 다이어트의 원리는 간단하다. 완전한 단식은 괴로우니 사과나 포도 같은 것을 충분히 먹어가며 그동안 몸에 쌓인 노폐물과 독소를 배출하라는 것이다. 그리고 다이어트를 끝낸 후에는 음식의 간을 싱겁게 해서 소식(小食)을 하라는 조언이 꼭 붙는다. 환자들이 원푸드 다이어트의 실패 요인으로 자신의 의지박약을 꼽는 것도 바로 이 '소식'을 실천하지 못했다는 자책감 때문이다.

  그러나 원푸드 다이어트는 아무리 의지가 강한 사람이라도 성공할 확률보다 실패할 확률이 높다. 다이어트를 하는 동안 음식에 대한 욕구를 떨치기 어렵기 때문이다. 평소 좋아하던 음식을 충분히 먹어 포만감을 느끼게 된다고 해도 한 가지 음식을 며칠씩 먹으면 누구나 질리게 돼 있다. 이렇게 입에 질리는 음식으로 계속 배를 채우다보면 이전보다 식욕이 더 왕성해질 수밖에 없다. 그래서 다른 음식을 먹어도 되는 순간이 오면 다이어트를 하는 동안 먹고 싶었던 음식을 한꺼번에 먹는 등 폭식할 확률이 높은 것이다.

  그럼 하루 한두 끼를 특정 식품으로 대체하는 다이어트는 어떨까? 특정 식품을 먹지 않아도 되는 식사 때는 먹고 싶은 음식을 비교적 자유롭게 먹을 수 있기 때문에 다른 다이어트에 비해 식욕과 스트레스로부터 자유롭기는 하지만 평소의 식습관이나 생활습관을 함께 바꾸지 않으면 아무런 효과가 없거나 오히려 더 살이 찌는 결과를 낳을 수도 있다. 식사에 특별한 제한이 없다는 안도감 때문에 일상에서 받는 스트레스를 먹는 것으로 해소할 가능성이 여전히 남아 있기 때문이다.

  그래서 이런 종류의 다이어트에서 특정 식품의 효능과 함께 반드시 강조하는 것이 있다. 바로 스트레스 관리와 규칙적인 생활이다. 사실 스트레스성 폭식이 없는 규칙적인 식생활을 하고 간식을 절제하며 야식을 먹지 않은 채 제시간에 잠자리에 드는 생활을 하면 굳이 특정 식품을 먹지 않아도 살은 빠진다. 식이성 섬유가 풍부한 식품을 식단에 추가하고 물만 충분히 마셔도 변비 해소와 노폐물 제거 효과는 얼마든지 볼 수 있기 때문이다.

따지고보면 이런 다이어트의 핵심은 '무엇을' 먹는가가 아니라 '어떻게' 생활습관을 바꾸는가에 달려 있는 셈이다. 무엇보다 하루 한두 끼라고 해도 같은 음식을 몇 달씩 먹는 것이 가능할지도 의문이다. 결국 살은 건강해진 식습관과 생활습관 때문에 빠지는 것이므로 물리도록 같은 음식을 먹으며 스트레스를 자초할 필요가 없다는 뜻이다.

세 번째인 고단백 저칼로리 다이어트 역시 마찬가지다. 탄수화물을 제한하고 단백질 위주의 식생활을 하면 칼로리 섭취량이 줄어 살은 당연히 빠진다. 미국 존스홉킨스대학 보건대학원의 연구 결과 단백질 강화 식단이 탄수화물 강화 식단이나 불포화지방산 강화 식단보다 식욕 억제 효과가 높다는 사실이 증명되기도 했다. 단백질 위주의 식사를 하면 폭식이나 과식의 위험을 줄일 수 있어 요요현상을 방지할 수 있다는 것이다.

그러나 아무리 고기를 좋아하는 사람이라도 매일 육식 위주의 식사를 하는 것은 불가능하다. 또 설사 가능하다고 해도 심각한 영양 불균형으로 오히려 건강만 망치는 결과를 낳기 십상이다. 양질의 단백질과 오메가-3 지방산이 풍부한 해산물과 견과류 등을 주로 섭취하고 탄수화물의 섭취량은 줄이자는 일명 구석기 다이어트가 그나마 실천 가능성이 높기는 하지만 이 또한 체질에 맞지 않으면 소화도 잘 되지 않고 스트레스만 쌓일 뿐이다.

우리나라 사람들은 오랜 농경생활로 인해 육류보다는 곡류와 채소가 체질에 맞는다. 그리고 인간의 뿌리가 구석기 시대 원시인류라고 해도 당시는 오히려 운 좋게 사냥에 성공한 날만 고기를 먹을 수 있었을 것이다. 다이어트의 기본은 내 체질에 맞는 건강한 식생활을 하는 것이다. 비만 해소만을 목적으로 체질에 맞지도 않고 먹기도 싫은 음식을 억지로 먹는 것을 과연 건강한 식생활이라고 할 수 있을까?

게다가 고단백 식품을 주로 섭취하면 단백질이 분해되면서 발생하는 암모니아를 해독하기 위해 간과 신장이 무리하게 된다. 나이가 들수록 '고기가 싫어진다'는 사람이 많은데 이는 내부 장기의 기능이 저하돼 육류를 소화하고 해독하는 것이 힘들어지기 때문이다. 그만큼 육식 위주의 식생활은 우리 몸에 부담을 줄

수 있다는 뜻이다.

　마지막으로 올리브오일이나 다시마, 식초 등을 먹거나 마시는 방법이 있다. 이 다이어트에 사용되는 식품들을 살펴보면 몸의 신진대사를 촉진하거나 부종의 원인이 되는 노폐물을 배설하는 효과가 있거나 또는 식욕을 억제하는 작용을 하는 것들이 대부분이다. 실제로 이들 식품에는 우리 몸에 꼭 필요한 영양소가 풍부하고 체중 감량에 도움이 되는 성분이 함유돼 있는 것도 사실이다.

　문제는 똑같은 식품을 먹어도 사람에 따라 효과가 얼마든지 달라질 수 있다는 것이다. 체질이 다르기 때문이다. 예를 들면 팥은 몸이 따뜻한 양인 체질에는 잘 맞지만 몸이 차거나 장 기능이 약한 사람에게는 설사를 유발하는 등의 부작용이 생길 수 있다. 또 요오드 성분이 풍부한 다시마도 신진대사를 원활하게 하고 노폐물을 배설하는 효과가 있지만 갑상선 질환, 특히 갑상선기능항진증이 있는 사람이 과하게 섭취하면 증상이 악화되는 결과를 초래할 수 있으므로 주의해야 한다.

　게다가 이 다이어트법 역시 식이요법을 병행하지 않으면 아예 체중 감량 효과가 없거나 효과가 더디게 나타날 수 있다는 사실을 명심해야 한다. 체중 감량 효과가 눈에 잘 띄지 않기 때문에 그만큼 중도에 포기할 가능성도 높은 것이 이 다이어트법이다.

식욕을 다스리지 못하는 한 요요현상은 시간문제

결론은 '마음껏 먹으며 살을 뺄 수 있는 방법'이라고 해서 자신의 입맛대로, 먹고 싶은 만큼 먹으면서 살을 뺄 수 있는 것은 아니라는 사실이다. 식사 대용으로 먹을 수 있는 식품이 있기 때문에 배고픈 고통은 겪지 않아도 되지만 대신 내키지 않는 음식을 억지로 먹어야 하는 경우도 있고 특정 식품을 과다 섭취하거나 체질에 맞지 않는 음식을 오랫동안 섭취해 오히려 건강을 해치거나 몸에 무리를 주는 경우도 있을 수 있다.

특히 어떤 방법이든 식습관과 생활습관을 바꾸지 않고는 간신히 줄인 체중을 유지할 수 없다는 사실에 주목해야 한다. 사람들은 흔히 수많은 다이어트 방법 가운데 '진짜 살이 빠지는지' '얼마 만에 몇 kg을 줄일 수 있는지' '따라 하기 쉬운지' 따위를 기준으로 다이어트 방법을 선택하곤 한다. 그러나 어떤 다이어트든 효과가 아예 없는 것은 없다. 다이어트를 하는 동안에는 규칙만 제대로 준수하면 정도의 차이는 있지만 누구나 살이 빠지는 효과를 볼 수 있다.

그러나 이러한 다이어트의 또 하나의 공통점이 이후 식이요법에 소홀하면 요요현상 또한 시간문제라는 것이다. 그렇다면 식이요법에 실패하는 것이 다이어트를 하는 사람의 잘못일까? 다이어트를 고안해낸 사람들은 이렇게 주장할지도 모른다.

"단기간에 가장 효과적으로 살을 뺄 수 있는 방법을 알려주고 요요현상을 방지하려면 다이어트 후에도 조심해야 한다고 충분히 강조했다."

그러나 다시 생각해보자. 특정 프로그램이 끝난 후에도 식이요법과 운동을 병행할 수 있을 정도로 의지가 강한 사람이라면, 또는 특정 다이어트를 평생 실천할 수 있을 정도로 끈기가 있는 사람이라면 애초 '마음껏 먹으며 살 뺄 수 있는 다이어트'에 귀가 솔깃하지도 않았을 것이다. 식욕을 참을 자신이 없는 사람들이 주로 도전하는 것이 이 다이어트법이다. 그러므로 의지력으로 식욕을 '참아야' 하는 이러한 다이어트의 한계는 자명하다. 결국 다이어트를 하는 동안에만 살이 빠졌다가 다시 찌기를 반복하는 악순환만 되풀이될 뿐이다.

운동 열심히 해서 살을 뺀다?

죽어라 운동해도 살을 뺄 수 없는 이유

'식욕은 인간의 의지로 자제하거나 억제할 수 없다'고 하면 많은 이가 이렇게 물어올 것이다.

"그럼 역시 운동을 해야 하는 건가요?"

운동이 살 빼기에 효과적인 것은 사실이다. 살이 찌는 근본적인 이유는 인간의 의지로 다스릴 수 없는 식욕에 있지만 그렇다고 해도 먹는 양보다 쓰는 양이 많으면 살이 찔 가능성은 희박하다. 그렇다면 과연 하루에 섭취하는 칼로리보다 많은 칼로리를 운동으로 소모하는 것이 가능한지 생각해보자.

체중과 체격, 활동량에 따라 차이는 있지만 성인 여성의 일일 칼로리 권장량이 2000칼로리쯤 된다. 다이어트를 하지 않는 여성들은 보통 이보다 많은 칼로리를 섭취하지만 딱 권장량만큼만 섭취하는 여성이 있다고 가정해보자. 그리고 20대 여성의 평균 기초대사량이 1200칼로리이므로 이 여성 또한 아무런 운동을 하지 않아도 체온을 유지하고 일상적인 생활을 하고 잠자는 데 1200칼로리를 소비할 수 있다.

그러고도 남는 800칼로리가 바로 활동 에너지인데 이것을 하루에 다 소비하지 못하면 지방으로 축적되는 것이다. 기초대사에 쓰이는 에너지말고도 컨디션이나 활동량 등에 따라 하루의 에너지 소모량에는 많은 차이가 있을 수 있지만, 이 여성이 최소한의 가벼운 활동만 해서 약 400칼로리를 소비한다면 나머지 400칼로리가 남아돈다.

그러면 어느 정도의 운동을 해야 이 남아도는 400칼로리를 소비할 수 있을까? 러닝머신을 이용해 운동해본 사람들은 알겠지만 빠른 걸음으로 러닝머신 위에서 40분~1시간 땀을 흘려야 겨우 300칼로리 정도를 태울 수 있다. 여기에 자전거 타기나 배드민턴 같은 운동을 20~30분 더 추가해야 이 여성은 하루에 남아도는 400칼로리를 모두 소비할 수 있다.

이렇게 매일 열심히 운동해서 400칼로리 정도를 소비한다면 이 여성은 얼마 만에 몇 kg을 줄일 수 있을까? 지방 1kg이 빠지려면 평균 7700~8000칼로리가 소비돼야 하므로 매일 400칼로리를 소비한다면 약 20일 만에 고작 1kg을 뺄 수 있다는 결론이 나온다. 많은 이가 "죽어라 운동해도 살이 잘 안 빠진다"고 하소연하는 것은 바로 이처럼 운동으로 소비할 수 있는 칼로리의 양 자체가 워낙 적기 때문이다.

운동으로 살을 빼려면 장기전을 각오하라

그런데 '하루에 1시간~1시간30분씩 꾸준히 운동하면 20일에 1kg씩 빠진다'는 사실을 희망으로 받아들이는 이들도 있을 것이다. 20일에 1kg씩이면 200일에 10kg이니 6개월 정도만 꾸준히 운동하면 10kg을 뺄 수 있다는 계산이 나온다. 게다가 운동하면 근육량이 늘어 기초대사율이 높아질 테니 나중에는 더 빨리 살이 빠지지 않겠느냐고 생각할 수도 있다. 과연 그럴까? 우리 몸이 이처럼 단순하다면 오늘날처럼 살 빼기가 전 인류의 화두가 되는 일은 없었을 것이다.

운동을 하지 않던 사람이 운동을 시작하면 초기에는 살이 잘 빠진다. 몸에 열이 나면서 에너지 대사율이 높아지기 때문이다. 그러나 우리 몸은 늘 일정한 상태를 유지하려는 속성이 있다. 이를 항상성이라고 하는데, 자율신경이 교감, 부교감 신경의 길항 작용을 통해 균형을 유지하려는 것이나 더울 때는 땀을 흘려 열을 발산케 하고 추울 때는 몸을 움츠려 열을 보존케 함으로써 체온을 유지하려는 것이 대표적인 예다.

체중도 마찬가지다. 다이어트를 하면 초기에는 수분이 주로 빠지면서 체중이 줄어드는데 이렇게 체중이 줄면 우리 몸은 뭔가 이상하다는 사실을 감지하고 원래 체중으로 되돌리려는 노력을 한다. 이때 몸에서 가장 먼저 선택하는 방법이 기초대사율을 낮추는 것이다. 여기에 식이요법까지 병행해 음식 섭취량까지 줄이면 써야 할 에너지는 많아졌는데 섭취량은 오히려 적어지니 기초대사율을 더 열심히 낮춰 여간해서는 지방세포 속에 저장돼 있던 체지방을 태우지 않으려고 든다.

이때 운동량을 늘리거나 먹는 양을 더 줄이면 다시 쑥쑥 빠질 것 같지만 그럴수록 기초대사율은 더 낮아진다. 그렇다고 운동을 하면 할수록 기초대사율이 마냥 낮아진다는 뜻은 아니다. 몸이 적응하면, 즉 운동을 꾸준히 해 섭취하는 에너지와 소비해야 할 에너지의 양이 매일 일정하다는 사실을 몸이 인식하면 다시 에너지 대사가 원활하게 이뤄져 체중이 줄어든다. 그러나 이렇게 몸이 적응하기까지 상당한 시일이 걸리기 때문에 중도에 포기하는 이가 많은 것이다.

그렇다면 운동으로 근육량을 늘려 기초대사율을 높이는 것은 가능할까? 운동으로 살을 빼다가 오랜 정체기를 맞으면 지방이 빠지고 근육이 늘었기 때문이라며 오히려 기뻐하는 사람이 꽤 많다. 지방보다 근육이 부피는 작으면서 무겁기 때문이다. 그러나 근육은 쉽게 빠지지도 않지만 쉽게 만들어지지도 않는다. 또 체질에 따라서 근육이 잘 발달하는 사람이 있는가 하면 아무리 근력 운동을 해도 근육이 잘 붙지 않는 사람도 있다.

따라서 직업적인 운동선수나 몸 만들기에 열중하는 연예인이 아닌 이상 일반인이 근육을 키워 기초대사율을 높이는 것은 시간도 오래 걸릴 뿐 아니라 상당히 어려운 일이다.

운동 스트레스에서 벗어나라

유산소 운동으로 매일 체지방을 연소시키든 근력 운동으로 기초대사율이 높은 몸을 만들든 운동으로 살을 빼려면 장기전을 각오해야 한다. 그렇다고 운동이 불필요하다는 뜻은 결코 아니다. 운동은 평생 꾸준히 해야 하는 것이지 체중 감량만을 목적으로 단기간에 성과를 내려고 해서는 실패하기 십상이라는 뜻이다.

그렇다면 '굳이 힘들고 귀찮은 운동을 할 필요가 뭐 있어?' 라고 생각할지도 모르겠다. 그러나 운동으로 당장 살을 빼기는 어려워도 장차 살이 잘 빠지거나 살이 잘 찌지 않는 몸으로 만들려면 반드시 운동을 해야 한다. 실제 운동이 우리 몸에 어떤 영향을 미치는지 알아보자.

살이 잘 찌고 또 잘 빠지지 않는 사람들을 보면 혈액순환에 문제가 있는 경우가 상당히 많다. 이 또한 교감신경이 항진돼 있기 때문인데 혈액순환에 장애가 생기면 혈액을 통해 몸 곳곳으로 전달되는 산소 공급에도 문제가 생긴다. 이렇게 산소 공급에 문제가 생기면 아무리 근육이 잘 발달한 사람이라고 해도 살이 찐다. 근육세포 속에는 실제 우리 몸의 에너지를 생산해내는 미토콘드리아라는 기관이 있는데 이 미토콘드리아는 체지방을 태울 때 산소를 연료로 사용한다. 그런데 산소 공급이 원활치 않으면 체지방을 태울 연료가 부족해 체지방이 에너지로 쓰이지 못하고 몸에 축적되는 것이다.

이 혈액순환을 돕는 것이 바로 운동이다. 운동 중에서도 하기 싫은데 억지로 하는 운동이나 이를 악물고 힘들게 하는 운동이 아니라 기분 좋게 할 수 있는 가벼운 운동이 좋다. 그래야 부교감신경이 항진돼 혈관이 이완되면서 혈액순환이 원활해지고 체지방이 쉽게 연소되는 몸으로 바뀐다.

또한 운동은 나잇살을 예방하는 방법이기도 하다. 사람의 몸은 25세쯤 정점에 달했다가 이후부터 노화로 들어서는데 기초대사율도 25세부터 매년 1%씩 감소한다. 그래서 젊을 땐 아무리 먹어도 살이 안 찌던 사람도 30대 이후부터는 똑같은 양을 먹어도 체중이 불어나는 것이다. 35세 때는 20대보다 10%, 45세 때는 무려 20%나 기초대사율이 떨어지기 때문에 운동으로 에너지 대사율을 높이지 않으면 나잇살에 발목 잡히기 십상이다.

운동 중에서도 기분 좋게 할 수 있는 가벼운 운동을 강조하는 이유가 바로 여기에 있다. 살을 뺄 목적으로 하는 운동은 평생 지속하기 어렵지만 산책이나 체조처럼 부담 없는 운동은 오랫동안 꾸준히 실천할 수 있다. 운동은 사람이 살아가는 동안 평생 함께해야 할 친구 같은 존재다. 제발 살을 빼겠다는 일념으로 몇 달 바짝 하고는 그만두기를 반복하면서 막상 살도 빼지 못한 채 스트레스만 받는 악순환을 되풀이하지는 말자.

수술, 약물 등으로 살을 뺀다?

'빨리 빼고 쉽게 뺀다'는 말에 현혹되지 마라

"살 빼는 한약을 지어주시면 안 되나요? 양약보다 한약이 안전하다고 해서 왔는데…."

10kg 정도를 감량해야 하는 30대 초반의 여성 환자를 대상으로 그녀의 체질, 살이 찐 이유 등을 한참 설명하고 있었다. 그런데 듣는 둥 마는 둥 하던 그녀가 좀 머뭇거리는가 싶더니 대뜸 이렇게 물어오는 것이었다. 결혼식이 채 두 달도 남지 않아 약을 먹어서라도 살을 빨리 빼고 싶다고 했다. 주변에서 양약은 부작용이 많으니 살 빼는 한약을 먹어보라고 권해서 왔다며 그저 효

과 좋은 한약이나 빨리 지어줬으면 하는 눈치가 역력했다.

양약이든 한약이든 일명 살 빼는 약들이 꾸준히 인기를 끌고 있다. 약만 챙겨 먹으면 쉽게 살이 빠지는데다 단기간에 빠른 감량 효과를 얻을 수 있다는 소문 때문에 다이어트에 거듭 실패한 사람들이나 빨리 살을 빼고 싶은 사람들이 쉽게 유혹에 빠지는 것이다.

살 빼는 약보다는 덜 대중적이기는 하지만 날씬한 몸매는 간절히 원하면서도 다이어트에는 영 자신 없는 사람들이 관심을 갖는 또 하나의 방법이 수술적인 요법이다. 위장관우회술이나 위절제술, 위축소술처럼 위장의 크기를 줄여 아예 음식을 많이 먹을 수 없도록 하는 방법과 피하지방을 뽑아내는 지방흡입술이 대표적인 수술요법으로 꼽힌다.

그렇다면 이처럼 본인의 노력 없이 약물이나 수술에 의존해 살을 빼는 것이 얼마나 효과적일지, 그리고 부작용은 없는지 알아보자. 약물이나 수술은 일반적인 식이요법이나 운동요법과 달리 건강에 큰 위험을 초래할 가능성이 있을 뿐 아니라 자칫하면 생명까지 위협할 수 있다. 그러므로 그저 살 빼는 방법 중 하나가 아니라 최대한 안전하게 선택해야 하는 최후의 수단으로 인식해야 한다.

끊으면 다시 찌는 '살 빼는 약'

시중에는 그저 '살 빼는 약'으로 불리고 있지만 어떤 원리로 살을 빼는지에 따라 약물의 종류는 대략 세 가지로 구분할 수 있다.

첫 번째가 살 빼는 약 가운데 가장 오랫동안 사용돼온 이뇨제다. 이뇨제란 말 그대로 소변이 잘 나오도록 해주는 약물이다. 소변을 잘 나오게 한다는 것은 곧 소변의 양을 늘린다는 뜻으로 몸속의 수분을 밖으로 빼내는 역할을 한다고 보면 된다. 다시 말해 살, 즉 체지방을 제거하는 효과는 전혀 없이 수분과 노폐물만을 배출시켜 체중을 감소시키는 약물인 셈이다. 문제는 이뇨제를 사용해 몸속의 수분을 인위적으로 빼내면 수분과 함께 나트륨, 칼륨 같은 전해질까지 빠져 탈수증은 물론 전해질 불균형으로 인한 대사 장애, 구토, 심장 박동 이상 등의 부작용이 생길 수 있다는 점이다.

두 번째는 식욕억제제다. 다이어트의 가장 큰 고충이 억지로 식욕을 참아야 하는 것인데 식욕을 참을 필요 없이 저절로 입맛을 떨어뜨려준다니 식욕 때문에 다이어트에 번번이 실패한 이들에게는 꿈의 약물처럼 보일 것이다. 그러나 이 약물이 단순히 입맛만 떨어뜨린다고 생각한다면 큰 착각이다. 인간의 식욕은 혀 끝이 아니라 자율신경이라는 신경 계통에 의해 조절되는데 식욕억제제가 바로 뇌 속의 포만중추를 자극해 '배가 부르다'고 느끼게 함으로써 식사량을 줄이도록 유도하는 약물이기 때문이다.

그러나 이 효과는 어디까지나 일시적이다. 약을 복용하는 동안에는 식욕이 떨어져 체중을 꽤 많이 줄일 수 있지만 약을 끊으면 바로 식욕이 회복될 뿐 아니라 자율신경계를 인위적으로 자극하는 약물이어서 부작용의 위험 또한 높다. 실제 장기간 복용할 경우 심한 피부병, 심장 질환, 정신적인 문제까지 유발하는 것으로 알려져 있다.

세 번째가 식욕억제제와 함께 대표적인 살 빼는 약으로 알려진 지방흡수억제제다. 음식으로 섭취된 지방을 배변으로 배설시킴으로써 지방의 흡수율을 낮추는 역할을 한다. 신경 계통에 영향을 미치는 약물이 아니어서 다른 약물에 비해 부작용의 위험이 적고 중독성도 없는 것으로 알려져 있지만 체중 감량 효과가 크지 않아 보조제로 처방되는 경우가 많다.

일명 '다이어트 한약'으로 불리는 한방 비만 치료제는 한의원 또는 한의사에 따라 처방이 각기 다르기 때문에 그 성분과 원리를 일괄적으로 설명할 수는 없다. 그러나 기본적으로 식욕을 억제하면서 포만감을 주는 성분과 에너지 대사율을 높이고 노폐물을 체외로 배출시키는 성분 등이 포함되는 경우가 대부분이다. 여기에 환자의 체질에 따라 약한 기운은 올려주고 항진돼 있는 기능은 내려주는 등 환자의 건강을 개선할 수 있는 약재가 추가되는 것이 일반적이다.

그러나 다이어트 한약 역시 약을 복용하는 동안에만 체중 감량 효과가 있을 뿐 식습관과 생활습관을 개선하지 않고는 영구적인 다이어트 효과를 기대할 수 없다. 흔히 한약은 생약 성분이어서 양약보다 부작용이 없을 것이라고 생각하지만 사실 생약 성분이어서라기보다는 환자의 체질에 따라, 그리고 건강 상태에 따라 맞춤 처방을 하기 때문에 안전하다고 하는 것이다. 따라서 환자를 진맥하지 않고 일괄적으로 지어주는 다이어트 한약을 함부로 복용하는 것은 상당히 위험하다.

수술로는 비만을 치료할 수 없다

그렇다면 수술로 살을 빼는 것은 가능할까? 위장관우회술이나 위절제술, 위축소술처럼 아예 위장의 크기를 줄이면 위장에서 음식을 받아들일 수 없어 소식을 할 수밖에 없으니 당연히 살이 빠지게 된다.

내 환자 중에도 끝내 비만 치료에 실패하고 위를 밴드로 묶는 위축소술을 받은 20대 여성 환자가 있었다. 2006년 내원할 당시 키 165㎝에 몸무게가 133㎏이었는데 스트레스성 폭식에 심한 우울증과 대인기피증까지 앓고 있었다. 1년 동안 비만 치료를 받으며 체중을 99㎏까지 줄였지만 스트레스를 폭식으로 푸는 습관을 버리지 못하고 치료를 중단하더니 나중에 결국 수술했다는 얘기를 들었다.

수술 후 병원을 찾아왔을 때 그녀의 체중은 70㎏으로 거의 반이나 빠져 있었는데 몸 전체가 바람 빠진 풍선처럼 쭈글쭈글했던 기억이 난다. 이렇게 늘어진 살도 수술로 해결할 수는 있지만 스트레스성 폭식 습관을 가진 그녀가 평생 몸매를 제대로 관리하며 살 수 있을지 사실 좀 염려스러웠다. 수술 후에도 식이요법과 운동을 병행하지 않으면 이전만큼은 아니더라도 위장의 크기는 다시 조금씩 늘어나기 때문이다.

이처럼 체중을 감량하는 효과 자체는 극적이지만 수술을 통해 인위적으로 식욕을 억제하는 방법이 영구적인 비만 치료법이 될 수 있는지에 대해서는 아직 확인된 바 없다. 또 수술이라는 것이 심적, 경제적 부담이 큰데다 부작용의 위험도 배제할 수 없기 때문에 수술은 결코 대중적인 다이어트법이라고 할 수 없다. 3년 이상 비만 치료를 받아도 효과를 보지 못한 고도비만 환자들이나 비만으로 인해 심각한 합병증이 우려되는 환자들만을 대상으로 시술을 결정하는 것도 이 때문이다.

고도비만이 아닌 과체중이나 정상 체중의 여성들이 선호하는 수술법 중 대표적인 것이 아마 지방흡입술일 것이다. 주로 부분비만을 해소할 목적으로 시술하는데 부작용의 위험은 차치하고라도 이 방법으로 정말 살을 뺄 수 있는지 생각해보자.

지방흡입술은 피하지방, 즉 피부 밑의 지방조직을 빼냄으로써 지방세포의 수를 줄이는 시술법이다. 그런데 지방세포의 수를 줄이면 다시는 그 부분에 살이 찌지 않을까? 사람들은 흔히 지방세포의 수만 줄이면 살이 빠질 것이라고 생각하지만 중요한 것은 지방세포의 수가 아니라 지방세포의 크기다. 사춘기까지는 지방세포의 수가 증가해 살이 찌지만 성장이 끝난 성인들은 지방세포의 수는 더는 증가하지 않고 지방세포 자체가 뚱뚱해져 비만이 된다. 따라서 지방세포 수를 줄이더라도 비만의 근본 원인을 해결하지 않고는 남은 지방들이 다시 뚱뚱해질 가능성은 얼마든지 있는 셈이다.

일시적 체중 감량을 다이어트로 착각하지 마라

결국 살 빼는 약이나 수술적인 치료법은 일시적인 체중 감량 또는 몸매 관리 효과만 있을 뿐 비만을 근본적으로 치료하는 방법이 될 수는 없다. 물론 약물이나 수술이 꼭 필요한 경우도 있다. 자신의 의지로는 식욕을 도저히 억제할 수 없을 때, 아무리 식이요법을 하고 운동을 해도 체중 감량 효과가 미미할 때는 일시적으로 약물의 도움을 받을 수 있고, 전신의 살을 빼는 데는 성공했지만 팔, 다리, 복부 등의 비만 때문에 고통스럽다면 지방흡입술을 고려해볼 수도 있다.

다만 어떠한 경우에도 약물 복용이나 수술을 일차적인 체중 감량법으로 생각해서는 안 된다는 것이다. 특히 살 빼는 약은 한 달 이상 복용하면 부작용의 위험이 있다. 또 3개월 이상 복용하면 약에 내성이 생겨 더 이상 효과를 볼 수 없다는 사실을 명심해야 한다. 더구나 전문의의 처방도 받지 않은 채 약국이나 인터넷 등을 통해 함부로 약을 구입해 복용하는 행위는 살을 빼려고 자신의 목숨을 내놓는 것과 같다.

다이어트 한약을 지어달라고 한 앞의 여성 환자도 결혼이 임박한 시점이기는 했지만 결국 약보다는 체질을 바꿔 살을 빼야 한다는 사실을 수긍하고 비만 치료를 시작했다. 그리고 결혼식 날, 10kg까지는 아니었지만 자기 체중의 10%인 6kg을 감량해 날씬해진 몸으로 웨딩드레스를 입을 수 있었다.

아마 그녀가 끝내 다이어트 한약을 고집했더라면 10kg 이상을 감량할 수 있었을지도 모른다. 그러나 약으로 살을 뺐다는 사실 때문에 이후의 다이어트나 몸매 관리에는 자신감을 가질 수 없었을 것이고 결혼식 이후에는 다시 예전의 몸매로 돌아가고 말았을 것이다.

비만은 우리 몸의 생명 현상, 즉 생리적 현상으로 인해 나타나는 증상이다. 따라서 몸의 생리를 바꾸지 않고는 비만 역시 근본적으로 해결할 수 없다. 살 빼는 약이나 수술로는 비만을 영구적으로 치료할 수 없는 것은 이런 방법으로는 우리 몸의 생리를 바꿀 수 없기 때문이다.

Part 2

다이어트의 끝장을 보려면 체질을 바꿔라

"똑같이 먹었는데 왜 나만 살이 찌지? 살찌는 체질이 따로 있나?" 맞다. 살찌는 체질은 분명히 있다. "한국인의 대부분이 살찌는 체질이라는데 그럼 나도?" 물만 먹어도 살찐다는 비만 체질, 이미 체질화된 생리적 구조를 바꾸지 않는 한 살 빼기 전쟁은 끝나지 않는다. 타고난 체질은 바꾸지 못해도 후천적 체질은 얼마든지 바꿀 수 있다. 갓 태어났을 때의 깨끗한 몸, 자율신경이 가장 조화로운 상태의 몸으로 되돌아가 내 몸을 다시 만들어보자.

체질을 바꾸지 않는 한
악몽은 계속된다

살찌는 체질은 따로 있다

 한의학이 몸의 생리적 성질, 즉 체질에 바탕을 두고 인간의 질병을 다스린다는 사실을 알고 있는 사람들이 곧잘 하는 질문이 있다. "살찌는 체질이 정말 있느냐?"는 것이다. 결론부터 말하자면 살찌는 체질은 분명히 있다. 똑같은 음식을 똑같이 먹더라도 살이 찌는 사람이 있는가 하면 살이 잘 찌지 않거나 오히려 마르는 사람이 있는데 이것이 바로 체질 때문이다.
 그렇다면 살이 찌고 안 찌고의 문제가 체질과 어떤 연관성이 있는지 알아보자. 1장에서 살찌는 원인에 대해 다루면서 교감신경의 흥분을 가라앉힐 목적으로 식욕을 자극하는 우리 몸의 생리적 현상에 대해 설명했다. 이 교감신경과 부교감신경을 일러 자율신경이라고 하는데 자율신경은 말 그대로 사람의 의지와 상관없이 자율적, 독립적으로 움직이는 신경이다. 즉, 사람의 의지로는 조절할 수 없는 신경이라는 뜻이다.

이들 신경은 상반되는 기능을 갖고 있어서 서로 길항작용을 하며 우리 몸의 균형을 잡아주는 역할을 한다. 교감신경이 지나치게 흥분되면 부교감신경이 작용해 교감신경의 흥분을 억제하는 역할을 하고, 반대로 부교감신경이 지나치게 항진돼 무기력증에 빠지거나 저혈압 증상이 나타날 때는 교감신경이 작용해 적절한 흥분과 혈관 수축을 유도함으로써 균형을 잡아주는 식이다.

교감신경과 부교감신경의 균형을 얘기하면 이들 신경이 5대 5의 비율로 작용할 것이라고 흔히 생각하지만 실제 교감신경과 부교감신경은 6대 4 또는 4대 6의 비율을 유지하는 것이 정상이다. 이 비율은 사람의 체질에 따라 달라지는데 한의학에서는 교감신경을 양의 기운, 부교감신경을 음의 기운으로 보기 때문에 양인 체질은 교감신경 대 부교감신경이 6대 4의 비율일 때 가장 건강하고, 음인 체질은 교감신경 대 부교감신경이 4대 6의 비율일 때 건강한 심신을 유지한다고 본다.

이렇듯 교감신경과 부교감신경을 음양의 기운으로 보는 것은 교감신경이 에너지를 발산하려는 속성을 지닌 반면 부교감신경은 에너지를 저장하려는 속성을 지니고 있기 때문이다. 따라서 같은 음식을 먹더라도 교감신경이 항진돼 있는 양인 체질은 이를 에너지로 발산하는 양이 많은 데 비해 부교감신경이 항진돼 있는 음인 체질은 에너지로 발산하는 양보다 몸속에 저장하는 양이 많다. 그래서 양인보다는 음인이 쉽게 살이 찐다. 우리가 흔히 살찌는 체질이라고 할 때 이는 음인 체질을 가리키는 경우가 대부분이다.

살찌지 않는 체질이라고 안심하지 마라

그렇다면 양인 체질은 아무리 많이 먹어도 살이 찔 염려가 없을까? 양인이 음인보다 살이 찔 가능성이 낮다는 것은 어디까지나 정상적인 상태에서의 얘기다. 즉 교감신경과 부교감신경의 비율이 안정을 유지하고 있을 때는 식욕이 자극되지 않아 특별히 과식하지도 않고 또 섭취한 음식물이 에너지로도 잘 발산돼 살이 찔 가능성이 희박하다는 뜻이다.

그런데 심한 스트레스나 과로 등으로 인해 교감신경이 지나치게 항진되면 우리 몸은 비상사태를 선포하게 된다. 혈압이 오르고 심장 박동이 빨라지면서 혈당치가 높아지면 자칫 과로사나 돌연사로도 이어질 수 있다. 이때 우리 몸이 취하는 비상조치가 바로 식욕을 자극해 부교감신경을 항진시킴으로써 교감신경의 흥분을 가라앉히는 것이다. 그래서 양인 체질 가운데는 스트레스성 폭식으로 인한 비만 환자가 많다. 양인 체질이 아무리 에너지를 발산하는 능력이 뛰어나다고 해도 거듭된 과식과 폭식으로 과잉 섭취된 에너지까지 모두 처리할 수는 없기 때문이다.

그리고 이처럼 스트레스를 받을 때마다 식욕으로 안정을 찾는 생활이 습관이 되면 이미 타고난 체질은 소용이 없게 된다. 의식적으로는 먹지 않으려고 해도 이미 몸의 생리적 반응이 식욕을 불러일으켜 엔도르핀과 세로토닌이 분비되도록 하는 데 익숙해져버리는 것이다. 양인 체질이기는 하되 살찌기 쉬운 양인 체질이 되는 셈이다.

이는 음인 체질도 다르지 않다. 음인 체질도 스트레스에 노출되면 교감신경 대 부교감신경의 균형이 깨져 교감신경이 비정상적으로 항진되는 것은 마찬가지이기 때문이다. 따라서 음인 체질도 스트레스성 폭식으로부터 결코 자유롭지 않다. 기본적으로 과식하는 성향이 있는데다 에너지를 발산하기보다는 저장하는 속성이 있어 기초대사율이 낮기 때문에 스트레스성 폭식까지 겹치면 더욱 심각한 비만 체질이 될 가능성이 높다.

결국 음인 체질은 선천적으로 비만에 취약하지만, 양인 체질은 스트레스를 제대로 관리하지 못해 후천적으로 비만에 취약해지는 것이다.

한국인의 85%가
살찌는 체질을 타고난다

한국인은 대부분 살찌는 음인 체질

문제는 한국인의 상당수가 선천적으로 비만에 취약한 체질을 타고난다는 것이다. 우리나라 사람의 85%가 음인 체질이기 때문이다.

음인은 선천적으로 호흡을 담당하는 폐 기능이 약한 체질이다. 폐 기능이 약하니 당연히 산소의 흡입량이 적고 산소를 연료로 사용해야 하는 체지방의 연소 기능 또한 떨어진다. 그래서 음인 체질은 폐 기능이 강한 양인 체질에 비해 기초대사율이 낮다.

음인 체질을 타고났더라도 젊은 시절에는 활동량이 워낙 많고 양인 체질에 비해서는 떨어지지만 기초대사율도 높은 편이어서 살찌는 체질이 쉽게 드러나지 않는다. 하지만 나이가 들면서 활동량이 줄어들고 기초대사율이 더욱 떨어지면 살이 찌기 시작한다. 이것이 바로 나잇살이다. 물론 양인 체질도 이미 살찌는 체질로 변한 사람이라면 나잇살로부터 자유로울 수 없다.

그렇다면 음인 체질은 누구나 살이 찔 수밖에 없는 숙명을 타고난 것일까? 그렇지는 않다. 양인 체질이라고 해서 모두 날씬하지 않은 것처럼 음인 체질이라고 해서 모두 살이 찐다고는 할 수 없다. 선천적으로 타고난 체질이 음인이라고 해도 후천적으로 건강한 식습관과 생활습관을 유지하고 스트레스를 잘 관리하면 얼마든지 날씬한 몸으로 살아갈 수 있다.

단, 음인 체질은 소아 비만을 특히 주의해야 한다. 1장에서 지방흡입술에 대해 다루면서 잠깐 언급한 것처럼 성인의 비만은 지방세포의 크기가 늘어날 뿐이지만 소아의 비만은 지방세포의 수가 증가하기 때문이다. 이처럼 지방세포의 개수 자체가 많아지면 성인이 되었을 때 비만이 될 확률이 상당히 높을 뿐 아니라 아무리 다이어트를 해도 살이 잘 빠지지 않는 체질로 굳어지기 십상이다.

따라서 부모가 모두 비만이거나 부모 중 한쪽이 비만인 경우에는 자녀가 비만이 되지 않도록 주의해야 한다. 체질은 부모로부터 물려받는 기와 후천적인 기가 합쳐져 형성되는데 부모가 모두 비만이면 자녀의 비만 확률이 70%, 부모 중 한쪽이 비만이면 자녀의 비만 확률이 40~50%나 되기 때문이다.

비만 체질도 바꿀 수 있다!

비만 때문에 내원하는 환자들만 봐도 양인 체질보다는 음인 체질이 월등히 많다. 체질 비율상 우리나라에 음인 체질이 많아서이기도 하지만 그보다는 음인 체질이 비만에 더 취약한 탓이다. 대개 젊은 시절에는 정상적인 체중으로 살다가 20대 후반 또는 30대 초반부터 차츰 살이 찌기 시작했다는 사람이 많지만 어린 시절부터 통통했다는 이도 꽤 많은 편이다. 소아 비만까지는 아니지만 양인 체질에 비해 에너지를 저장하는 비율이 높은 데다 체질적으로 동적인 활동보다는 정적인 활동을 좋아하는 속성이 있기 때문이다.

얼마 전 내원한 39세의 여성 환자도 전형적인 음인 체질인데 어려서는 '통통하니 귀엽다'는 말을 듣다가 성인이 되어서는 줄곧 정상 체중보다 3~5㎏ 초과된 몸무게 때문에 늘 다이어트가 초미의 관심사였다고 한다. 그러다 직장생활을 시작하고부터 활동량이 줄고 스트레스까지 겹쳐 체중이 걷잡을 수 없이 불어났다. 미혼이라 출산에 따른 산후비만도 아니었다.

내원할 당시 그녀는 키 155㎝에 몸무게가 76㎏이었는데 혈압이 높아 이미 4~5년 전부터 혈압강하제까지 복용하고 있었다. 게다가 뒷목이 뻣뻣하고 편두통까지 심하다고 하소연했는데 이 모든 것이 전형적인 교감신경항진증 증상이었다. 말하자면 그녀는 선천적으로 살찌는 체질을 타고난 데다 직장생활에서 쌓이는 스트레스로 인해 교감신경항진증까지 겹친 상태였다.

환자들 가운데는 '살이 찌는 체질'이라는 진단을 받으면 '체질이 그러니 어쩔 수 없나보다'라며 지레 포기하는 이들이 드물지 않다. 이 환자도 자신의 체질 이야기를 듣고는 한숨을 내쉬며 "그럼 저는 살을 뺄 수 없는 건가요?"라는 질문부터 했다.

그러나 특정 질환으로 인한 난치성 비만이 아닌 이상 치료할 수 없는 비만은 없다. 난치성 비만은 보통 비만 환자의 1% 정도에서 발견되는데 쿠싱증후군, 갑상선기능저하증, 다낭성 난소증후군, 성장호르몬 결핍증 등이 원인이 되어 나타나는 것으로 원인 질환을 치료하기 전에는 비만을 치료할 수 없는 특별한 경우다.

결국 체질을 바꾸는 프로그램을 시작한 지 두 달 만에 그녀는

68kg까지 감량에 성공했고 57kg까지 감량한다는 목표로 2009년 3월 현재 2차 프로그램을 앞두고 있다. 흔히 다이어트를 한다고 하면 무조건 표준 체중(자신의 키에서 100을 뺀 다음 0.9를 곱한 수치)까지는 빼야 한다고 생각하는 사람이 많지만 이 표준 체중이라는 것은 20대를 기준으로 삼은 것일 뿐 모든 연령대에 동일하게 적용할 수 있는 것은 아니다. 사람은 누구나 중년기에 접어들면 전반적으로 기력이 떨어지므로 20대의 표준 체중보다 약 15% 초과한 몸무게를 유지하는 것이 체력적으로 가장 건강하다.

  이 여성 환자의 경우에서 보듯 타고난 비만 체질이라고 해서 살 빼는 데 특별히 지장이 있는 것은 아니다. 따라서 한국인의 85%가 비만 체질이라고 해서, 또 자신이 전형적인 음인 체질이라고 해서 비관적으로 생각할 일은 아니다.

나도 살찌는 체질일까?
양인 체질과 음인 체질을 알아보는 간편 체크리스트

다음은 양인 체질과 음인 체질의 대표적인 특징을 정리한 것이다.
양쪽 체질 가운데 자신에게 해당되는 사항이 많은 쪽이 자신의 체질이다.

양인 체질	음인 체질
몸에 열이 많은 편이다	몸이 찬 편이다
더위를 많이 탄다	추위를 많이 탄다
맥박이 강하고 빠르다	맥박이 약하고 느리다
동적인 활동을 좋아하고 활발하다	정적인 활동을 좋아하고 얌전하다
물을 많이 마시고 특히 냉수를 좋아한다	갈증이 별로 없고 온수를 좋아한다
담백한 음식을 즐긴다	매운 음식을 즐긴다
소화가 잘되고 식욕이 왕성하다	소화가 잘 안되고 식욕도 왕성하지 않다
얼굴에 붉은빛이 돈다	얼굴이 창백하다
소변을 자주 보지 않고 양도 적으며 소변색이 탁한 편이다	소변을 자주 보고 양도 많으며 소변색이 맑다
변비에 자주 걸린다	자주 체한다
숨을 내쉬는 힘이 강하다	숨을 들이쉬는 힘이 강하다
가슴이 답답하고 입이 자주 마른다	아랫배가 차고 설사를 자주 한다

현대인의 비만 체질,
무엇이 문제인가

점점 뚱뚱해지는 현대인

 다이어트에 관심 있는 사람들은 알겠지만 우리 사회만큼 다이어트 정보가 난무하는 곳도 드물다. 하루가 멀다 하고 확실하게 살 빼주는 다이어트 비법이 소개되는가 하면 비만 유전자가 발견됐다거나 비만 치료제를 개발했다거나 하는 의학 정보 또한 쏟아져 나오고 있다.
 그러나 이처럼 비만을 해결하려는 다양한 사회적, 의학적 노력에도 비만 인구는 오히려 날로 증가하는 추세를 보이고 있다. 우리나라의 경우 외모에 집착하는 사회 분위기 때문에 비만을 더욱 심각하게 받아들이고 있다는 사실을 감안하더라도 비만 인구의 증가는 엄연한 현실이다.

여기에 성인 비만보다 더 빠른 속도로 증가하고 있는 소아 비만, 청소년 비만의 심각성까지 생각하면 비만을 일러 가장 심각한 현대병이라고 하는 것도 무리는 아니다.

현대인은 왜 점점 뚱뚱해지는 것일까? 그 원인으로 많은 이가 꼽는 것이 식생활의 변화다. 당장 우리나라만 하더라도 최근 20~30년 사이에 식생활에 엄청난 변화가 있었다. 곡류와 채식을 주로 한 전통 식단에서 고단백, 고칼로리, 고지방의 서구식 식단으로 변화된 것은 물론 패스트푸드와 인스턴트 식품으로 식사를 대신하는 사람들이 늘면서 비만 인구 또한 증가한 것이 사실이다.

그러나 아무리 식생활이 변했다고 해도 식욕을 참을 수 있다면 비만으로 연결되지는 않을 것이다. 몸에 해로운데다 몸매에도 치명적이라는 사실을 알면서도 자꾸 기름진 것이 당기고 달콤한 것이 당기는, 참을 수 없는 유혹은 눈앞의 음식 때문이 아니라 식욕 때문이다. 그리고 이 식욕을 불러일으키는 가장 큰 원인이 바로 스트레스다.

물론 스트레스를 받으면 오히려 식욕이 떨어지는 경우도 있다. 이처럼 식욕이 저하되는 증상은 일상의 크고 작은 심리적 불안정이 아니라 자율신경의 길항작용마저 순조롭지 못할 정도로 극심한 스트레스를 받았을 때 일어난다. 극한 상황에 처하거나 업무 때문에 상사로부터 심한 질책을 받는 도중에 식욕을 느끼는 사람은 아무도 없다. 그러나 위기를 모면하고 나서 한숨 돌릴 때 불현듯 식욕이 느껴지는 것은 극심한 스트레스에서 벗어나 드디어 자율신경의 길항작용이 시작되었음을 의미한다.

스트레스가 비만 체질을 만든다

이처럼 스트레스가 비만의 원인이라고 하면 혹 스트레스만 없애면 비만을 해결할 수 있느냐고 물을지도 모르겠다. 사람이 스트레스 없이 살아가는 것이 가능한지 이제부터 생각해보자. 내가 건강에 대한 강연을 할 때마다 빼놓지 않고 하는 얘기가 있다. "암을 100% 정복하는 것은 불가능하다"는 것이다. 건강한 사람에게는 불안하게, 그리고 암 환자에게는 암울하게 들리는 얘기지만 이는 의학적 성과를 부정하려는 것이 아니라 스트레스를 완벽하게 차단하는 것이 불가능하다는 사실을 강조하기 위함이다.

암은 외부로부터 병균이 침입해서 생기는 병이 아니라 내 몸 속의 세포가 암세포로 변해서 생기는 병이다. 암의 발병 원인으로는 유전적 소인, 환경 오염 물질이나 독성 물질의 축적 등 여러 가지가 꼽히지만 무엇보다 큰 영향을 미치는 것이 바로 스트레스임은 이미 의학적으로도 입증된 사실이다. 그렇다면 만병의 근원일 뿐 아니라 비만에도 직접적인 영향을 미치는 스트레스는 구체적으로 무엇일까.

 한방에서는 예부터 칠정(七情)이라고 해서 인간의 감정을 7가지로 구분했는데 기쁨(喜), 분노(怒), 근심(憂), 생각(思), 슬픔(悲), 공포(恐), 놀람(驚)이 그것이다. 그리고 이 7가지 감정에 의해 기의 순환이 막히는 현상을 칠정울결(七情鬱結)이라고 하는데 이것이 우리가 흔히 말하는 스트레스다.

 문제는 사람이 감정의 동물이기 때문에 이 7가지 감정으로부터 완벽하게 자유로울 수 없다는 것이다. 아무리 행복한 사람이라도 순간순간 걱정 근심에 휩싸이게 마련이고 아무리 성인군자 같은 사람이라도 분노의 감정은 있게 마련이다. 내가 암을 100% 정복할 수 없다고 하는 것은 바로 의학의 힘으로는 사람의 감정, 즉 스트레스를 다스릴 수 없기 때문이다.

 결국 현대인이 자꾸 뚱뚱해지는 것은 과거보다 스트레스에 노출될 기회가 많아진 탓이라고 할 수 있다. 당장 우리가 처한 환경이나 현실만 돌아봐도 온통 스트레스에 시달리는 사람들로 넘쳐난다.

학교에서도, 사회에서도 남들보다 뛰어나야 한다는 경쟁심, 남들에게 뒤처지지 않아야 한다는 강박관념 때문에 늘 조급하고 불안하며 긴장된 삶을 살아가는 이들이 대부분이다. 게다가 사회가 복잡해지고 다양해지면서 밤낮을 바꿔 생활하는 사람이 있는가 하면 밤늦도록 업무에 시달리면서 몸의 생리를 거스르는 생활을 하는 사람들 또한 상당히 많다. 가진 것을 언제 잃을지 모른다는 불안감, 남들이 가진 만큼 갖지 못했다는 상대적 박탈감도 현대인의 스트레스를 부추기는 원인이다.

긴장과 이완이 반복되는 생활을 하라

앞서 대부분의 현대인이 교감신경항진증에 시달린다고 한 이유가 바로 여기에 있다. 결국 스트레스의 증가로 끊임없이 식욕에 시달리면서 그 식욕을 고단백, 고칼로리, 고지방 식품으로 해소하고 있으니 현대인의 비만은 어쩌면 당연한 귀결이다.

그럼에도 인간에게 감정이 있는 이상 스트레스는 감수하며 살아야 할 까다로운 동반자 같은 존재라고 할 수 있다. 이 동반자를 어떻게 달래고 관리하는지에 다이어트의 성공 열쇠는 물론 내 몸의 건강까지 달려 있는 셈이다.

흔히 스트레스가 만병의 근원이자 비만의 주원인이라고 하면 스트레스는 무조건 피해야 하는 것으로 오해하는 사람이 많다. 그러나 스트레스에 지나치게 과민반응을 보이는 것 또한 내 몸을 상하게 하는 스트레스가 될 수 있음을 알아야 한다. 스트레스를 받지 않겠다는 일념으로 지나치게 편안한 생활을 추구하거나 공동체 생활을 기피하다보면 이번에는 부교감신경항진증이라는 부작용을 초래할 것이기 때문이다.

교감신경항진증이 체질화되다시피 한 현대인의 문제가 워낙 심각하다보니 부교감신경이 항진되면 무조건 좋은 것으로 아는 사람이 많은데 부교감신경이 항진되면 교감신경항진증과는 반대로 혈관이 지나치게 이완돼 혈압이 떨어지고 무기력증과 우울증에 빠질 위험이 증가한다.

실제 교감신경이 항진될 때 분비되는 아드레날린(에피네프린)은 심장병과 고혈압, 편두통, 노화 촉진 등을 유발하는 부정적인 호르몬이지만 반대로 사람을 활력 있게 해주고 의욕을 불러일으키는 호르몬이기도 하다. 즉 아드레날린이 과다 분비되는 생활을 지속하면 몸에 독이 되지만 적정량이 분비되도록 자극을 주면 오히려 삶의 활력소가 되는 것이다.

이처럼 스트레스는 너무 많아도, 너무 없어도 몸에 이롭지 않으므로 긴장과 이완이 적당히 반복되는 생활을 하는 것이 가장 좋다. 그래서 한의학에서는 음양화평지인(陰陽和平之人), 즉 음의 기운과 양의 기운이 조화로운 사람이 가장 건강하다고 한다.

타고난 체질은 못 바꿔도
후천적 체질은 바꿀 수 있다

체질을 바꾸는 것이 진짜 다이어트다

 결국 살이 찔 수밖에 없는 이유는 식욕을 참지 못 해서도 아니고 운동을 하지 않아서도 아니다. 스트레스→교감신경 항진→식욕중추 자극→과식 또는 폭식→포만중추 자극→부교감신경 항진→스트레스 해소→체중 증가의 수순을 끊임없이 반복하는 우리 몸의 생리적 구조 때문이다.
 이 과정에서 쉽게 살이 찌고 안 찌고는 타고난 체질이 결정한다. 즉 음인 체질은 쉽게 살이 찌는 반면 양인 체질은 좀 더디게, 그리고 음인보다는 살이 덜 찌는 것이 차이점이다. 그러나 정도의 차이만 있을 뿐 스트레스를 포만감으로 해소하려는 악순환의 고리를 끊지 못하는 한 음인 체질이든 양인 체질이든 선천적인 체질은 아무 소용이 없다. 양쪽 모두 이미 비만 체질이 된 까닭이다.

  비만 체질이란 내 몸의 생리적 구조 자체가 살이 찔 수밖에 없도록 운행되는 체질이라는 뜻이다. 그리고 사람의 성격을 쉽게 바꿀 수 없듯 이미 체질화된 생리적 구조 또한 쉽게는 바꿀 수 없다. 기존의 살 빼기 방법들이 실패를 거듭할 수밖에 없는 것은 이미 살이 찔 수밖에 없는 체질을 무시한 채 그 과정의 일부일 뿐인 식욕을 억지로 자제하게 하거나 결과물일 뿐인 몸속의 노폐물만을 빼내도록 했기 때문이다.

  이는 마치 강이 오염됐다고 해서 그 오염된 물을 열심히 퍼내는 것처럼 무모한 시도가 아닐 수 없다. 아무리 물을 퍼내봤자 오염의 원인을 제거하지 않는 한, 그리고 강이 스스로 정화되지 않는 한 강은 곧 다시 오염되는 법이다. 강의 수질 자체가 바뀌어야 한다는 말이다.

몸의 자정 능력을 회복하라

  다이어트도 비만 체질 자체를 바꾸지 않고는 성공할 수 없다.

살이 찔 수밖에 없는 생리적 구조를 바꿔야 다시는 살찌지 않는 몸으로 거듭날 수 있다. 체질을 바꾼다고 해서 선천적으로 타고난 음인 체질 또는 양인 체질이 뒤바뀌는 것은 물론 아니다. 이는 부모로부터 물려받은 유전자가 후천적으로 병들거나 망가지기는 해도 유전자 자체가 바뀌지 않는 것과 같다.

따라서 사람의 힘으로 바꿀 수 있는 체질은 후천적으로 형성된 체질이다. 이 후천적 체질은 무엇을 먹고 어떻게 생활하는지에 따라 얼마든지 달라질 수 있다. 어릴 때 외국으로 입양돼 성장한 사람들을 보면 같은 한국인이라도 어딘가 생김새가 다름을 느낄 수 있다. 이것이 바로 먹는 음식과 생활습관, 사고방식의 차이에서 비롯되는 후천적인 영향이다. 그래서 타고난 음인 체질이라도 식습관과 생활습관에 따라 얼마든지 날씬한 몸으로 살 수 있는가 하면 양인 체질이라도 스트레스성 폭식이 생활화되면 누구나 살찌는 체질로 바뀔 수 있다는 것이다.

체질을 바꾼다는 것은 결국 갓 태어났을 때의 가장 깨끗한 몸, 자율신경이 가장 조화로웠던 몸으로 되돌아가 내 몸을 다시 만든다는 뜻이다. 이렇게 체질을 바꾸면 오염됐던 강이 자정 능력을 회복하듯 내 의식이 아니라 내 몸이 알아서 필요한 만큼만 먹는 건강한 식욕을 유지할 수 있게 된다.

이는 서서히 체질을 바꿔나가는 체질 개선과는 다르다. 체질 개선만으로도 같은 효과를 기대할 수는 있지만 문제는 시간이 오래 걸린다는 것이다. 다른 질환이라면 점진적인 체질 개선만으로도 점차 증상이 호전되는 효과를 볼 수 있지만 비만은 식욕이라는 본능으로 인해 중도에 포기할 가능성이 워낙 높기 때문이다.

그래서 나는 비만 환자들에게 체질 개선이 아닌 체질 성형을 권한다. 처음의 깨끗하고 정상적이었던 생체리듬으로 되돌아가 몸을 다시 만든다는 의미에서의 체질 성형이기도 하고 마치 수술처럼 몸을 완전히 정화하는 체질 전환기를 거친다는 뜻도 담고 있다.

아름다운 몸매와 건강까지
한 번에 잡는 체질 성형

다시 살찌지 않는 몸 만드는 체질 성형 프로그램

　체질 성형은 3단계로 이루어진다. 1단계는 몸속에 쌓인 노폐물과 독소를 제거하는 과정이다. 사람들은 흔히 비만이라고 하면 몸속에 지방만 잔뜩 쌓여 있을 것이라고 생각하지만 사실 살찐 사람들의 몸속에서 지방보다 더 나쁜 영향을 미치는 것은 노폐물과 독소다. 혈관이나 장기 등에 노폐물과 독소가 잔뜩 쌓여 있으면 혈액순환과 신진대사를 방해해 기초대사율을 떨어뜨림으로써 필연적으로 비만을 유발하기 때문이다.
　그리고 혈액순환과 대사 기능이 저하된 사람이 자꾸 과식이나 폭식을 하면 그만큼 노폐물과 독소가 많이 만들어지고 순환이 원활치 못하니 몸 밖으로 제대로 배출하지도 못 하면서 체내에 쌓이는 악순환이 반복되는 것이다. 이는 낡은 차량이 더 많은 매연을 뿜어내고 유속이 느린 강이 더 많은 퇴적물을 강바닥에 쌓는 것과 같은 이치라고 할 수 있다.

뚱뚱한 사람일수록 몸과 머리가 무겁고 만성피로를 호소하는 경우가 많은데, 이는 단순히 체중이 많이 나가기 때문이 아니라 체내의 노폐물과 독소가 기 순환을 방해하기 때문이다. 따라서 다이어트의 첫 관문은 체지방이 아니라 노폐물과 독소를 제거하는 것이다.

노폐물과 독소를 가장 효과적으로, 그리고 가장 말끔하게 제거할 수 있는 방법이 바로 절식요법이다. 감식기, 단식기, 회복식기, 식이요법기로 구성된 23일간의 절식요법을 하면 노폐물과 독소를 제거하는 것만으로도 체중의 10%를 감량하는 효과를 볼 수 있을 뿐 아니라 갓 태어난 것처럼 깨끗한 몸으로 되돌릴 수 있다.

체질 성형 2단계는 절식요법을 통해 깨끗하게 정화된 몸을 건강한 제철 음식으로 채움으로써 새로운 체질을 만들어나가는 과정이다. 체질 성형 1단계를 거치면 짜고 기름진 음식은 저절로 싫어지므로 제철 재료만 잘 이용해 조리하면 얼마든지 건강한 식생활을 유지할 수 있다. 그리고 자신의 체질에 맞는 제철 음식은 정상치를 벗어날 정도로 많은 노폐물이나 독소를 만들어내지 않기 때문에 다소 과식하더라도 비만으로 연결되지 않는다.

그러나 이렇게 몸을 깨끗이 정화하고 몸에 좋은 음식으로 체질을 바꿔나가더라도 스트레스를 제대로 관리하지 못하고 생체리듬에 어긋난 생활을 하면 위기는 언제든 다시 찾아올 수 있다. 그래서 체질 성형의 마지막인 3단계는 생활습관을 고치는 단계다.

23일 절식 후에는 몸이 알아서 한다

식습관과 생활습관을 바꿔야 한다고 하면 혹 "그럼 평생 맛없는 음식을 먹고 모범생 같은 재미없는 인생을 살란 말이냐?"고 반문하는 사람이 있을지 모른다.

몸매야 망가지든 말든 건강이야 해치든 말든 지금 당장 입에 맞는 음식을 마음껏 먹고 밤늦도록 술 마시고 게임하면서 인생을 즐기는 편이 낫다고 생각한다면 아예 살을 뺄 생각을 하지 않는 것이 좋다. 이렇게 생각하는 사람일수록 살을 쉽게 뺄 수 있다고 유혹하는 약물이나 살 빼기는커녕 돈만 버리기 십상인 온갖 다이어트법을 섭렵하면서 평생을 뚱뚱한 채로 살아갈 가능성이 높다. 자신의 체형에 그나마 스트레스라도 받지 않는다면 다행이지만 매년 다이어트 계획을 세우고 평생 주위 사람들에게 "살 빼야 하는데…"라는 말을 입에 달고 살아간다면 다이어트 때문에 인생을 낭비하는 것이나 다름없다.

체질 성형 프로그램은 평생 맛없는 음식을 먹고 모범생처럼 바른 생활을 해야 하는 것이 결코 아니다. 절식요법을 하는 기간이 좀 고통스러울 수는 있지만 이 기간도 감식기 3일과 단식기 5일 중 2~3일, 그러니까 총 5~6일만 지나면 배고픔을 느낄 수 없게 돼 큰 고통 없이 이겨낼 수 있다. 이것은 나 자신이 직접 절식요법을 하며 체험한 것이기도 하고 지난 30여 년 동안 환자들이 보인 공통된 반응이기도 하다.

그리고 23일간의 절식요법을 끝내고 나면 앞서도 말한 것처럼 저절로 입맛이 바뀐다. 이때부터는 평소와 다름없는 식생활을 하되 되도록 제철 재료를 사용하기만 하면 된다. 특별히 뭔가를 먹어야 하거나 먹지 말아야 한다는 제약은 전혀 없으며 이미 입맛이 변해 있기 때문에 굳이 싱겁게 먹으려고 노력할 필요도 없다.

생활습관을 바꾸는 것도 마찬가지다. 흔히 생활습관을 얘기하면 하루에 1시간은 꼭 운동을 해야 하고 술도 마시지 말아야 하는 등 제약이 많을 것으로 생각하지만 앞서도 거듭 강조한 것처럼 무엇이든 스트레스로 작용할 수 있는 것은 차라리 하지 않는 것이 낫다. 여기서 말하는 생활습관은 그저 하루 세끼를 챙겨 먹고 밤에 자고 낮에 활동하며 적당한 휴식을 취하라는 것 정도밖에 없다. 그리고 이 정도는 건강을 위해서라면 누구나 지켜야 할 기본적인 규칙에 지나지 않는다.

체질을 성형하면 예뻐지고 건강해진다

 따라서 살을 빼겠다는 의지만 있다면 누구나 해낼 수 있는 것이 체질 성형 프로그램이다.
 체질 성형 3단계를 거치고 나면 그 다음부터는 스트레스 받으면 먹고 불어나는 살 때문에 또 스트레스 받던 이전의 생활로 돌아가고 싶어도 돌아가지 않는다. 몸의 생리적 구조 자체가 완전히 바뀌기 때문이다. 자율신경의 길항작용이 순조로워 스트레스를 받을 때마다 습관적으로 식욕이 생기지도 않을뿐더러 혈액순환과 신진대사가 원활해져 섭취한 칼로리가 에너지로 사용되는 비율도 높아진다.
 무엇보다 군살 없는 매끈한 몸매를 가질 수 있게 된다는 사실이 체질 성형의 가장 큰 장점이다. 몸의 수분만 빼는 다이어트나 체지방만 집중적으로 빼는 다이어트를 한 후에는 '다른 곳은 다 빠졌는데 뱃살은 그대로'라든지 '허벅지 살이 도통 빠지지 않는다'고 호소하는 경우가 많은데 이는 그 부위의 노폐물이 제대로 빠지지 않았기 때문이다. 그러나 체질 성형 프로그램은 일단 노폐물을 집중적으로 제거하기 때문에 전신의 군살부터 빠지는 효과가 있다.

또 노폐물과 독소가 완전히 제거되면 세포들이 건강해져 피부도 깨끗해질 뿐 아니라 고혈압, 당뇨병, 요통, 위장 질환 등과 같은 웬만한 만성 질환도 저절로 낫거나 증상이 호전되는 효과를 볼 수 있다. 한마디로 체질 성형은 비만을 치료하는 방법이기도 하지만 젊고 건강한 삶을 위해 반드시 실천해야 할 자연 치료요법이기도 하다.

Part 3

살찌지 않는 몸 만드는 체질 성형 프로그램

살을 빼겠다는 최소한의 의지만 있다면 누구나 해낼 수 있는 체질 성형. 억지로 먹는 양을 줄이고 무리하게 운동하지 않고도 내 몸에 쌓인 노폐물과 독소를 빼내는 것만으로 충분히 살을 뺄 수 있다. 일상생활은 그대로 유지하면서 몸을 깨끗하게 비우고 체질에 맞는 음식과 생활요법을 통해 날씬하고 건강한 몸으로 다시 태어난다.

체질을 바꾸려면
몸속 대청소부터 하라

노폐물과 독소를 제거하는 것이 다이어트의 시작이다

　체질을 바꾸는 것은 갓 태어났을 때의 깨끗한 몸으로 돌아가 내 몸을 다시 만드는 과정이라고 했다. 따라서 가장 먼저 해야 할 것이 그동안 과식하고 과로하고 스트레스 받으면서 쌓인 내 몸의 묵은 찌꺼기를 제거하는 것이다. 이 찌꺼기가 앞서 말한 노폐물과 독소다.

　노폐물과 독소를 제거해야 한다고 하면 흔히 관장을 하거나 운동 또는 사우나 등을 통해 땀을 흠뻑 흘리면 되는 것으로 아는 사람이 많지만 이런 방법으로는 노폐물과 독소의 일부만을 제거할 수 있을 뿐이다. 대청소를 해야 할 몸에서 장 속의 숙변만 제거하거나 정작 빼야 할 노폐물은 제대로 빼지도 못한 채 수분만 과다하게 빼는 결과가 되기 때문이다.

이 노폐물과 독소를 완벽하게 제거하려면 일정 기간 음식을 끊는 것이 가장 좋다. 그렇다면 음식을 끊는 것으로 어떻게 노폐물과 독소를 제거할 수 있는지 살펴보자.

몸속 찌꺼기 확실히 빼내려면 음식을 끊어라

생명 활동의 기본이 되는 영양소가 공급되지 않으면 우리 몸은 다급함을 느끼고 계속 식욕중추를 자극해 음식 섭취를 요구하는 신호를 보낸다. 이때 가장 극심하게 배고픔을 느낀다. 그렇게 열심히 식욕중추를 자극해도 3일 이상 아무런 음식도 공급되지 않으면 그때부터 우리 몸은 비상대책을 강구한다. 들어오는 음식은 없는데 생명은 유지해야 하므로 몸을 최대한 가볍게 해서 최소한의 에너지만으로 버티려고 노력하는 것이다.

음식을 끊는 것은 우리 몸을 난파선과 같은 위급상황으로 몰아넣는 것이나 다름없다. 배가 난파되면 구명정으로 옮겨 타기 위해 불필요한 짐을 모두 버리듯 우리 몸에서도 불필요한 노폐물과 독소부터 내보내 몸을 가볍게 만들려는 현상이 일어난다. 이렇게 노폐물과 독소가 빠져나오기 시작하면 더는 배고픔을 느낄 수 없게 된다.

　이때쯤 되면 몸과 입에서 악취가 나기 시작하고 사람에 따라 설사를 하는 경우도 있는데, 이것이 바로 명현반응이다. 명현반응이 나타나면 몸에 뭔가 큰일이 생긴 것은 아닌지 당황하는데 명현반응이 있다는 것은 그만큼 몸속의 노폐물과 독소가 제대로 빠지고 있는 증거라고 생각하면 된다.

　이 명현반응은 한의학에서 환자를 치료할 때도 적용되는 기본 원칙이다. 예를 들어 상한 음식을 먹은 환자가 배탈 증상을 보인다면 구토를 유발하는 약을 쓰고 상한 음식이 장까지 내려갔으면 설사를 유발하는 약을 쓴다. 또 피부 발진 증상을 보인다면 상한 음식이 이미 장기에 흡수된 것이므로 땀으로 배출할 수 있도록 약을 쓰는 식이다.

　그런데 음식을 끊으면 약을 쓰지 않아도 이 세 가지 치료법이 몸에서 한꺼번에 진행되면서 놀라울 만큼 빠른 속도로 노폐물과 독소가 빠져나가기 시작한다. 몸에서 냄새가 나는 것은 노폐물이 땀샘을 통해 배출되고 있음을 뜻하고 구취와 헛구역질, 또는 속이 메스꺼운 증상 등은 구토증에 해당하며 설사는 숙변을 제거하기 위한 증상인 셈이다. 그리고 음식을 끊은 지 5일째가 되면 명현반응이 사라지면서 몸이 가벼워지고 굶었는데도 오히려 힘이 나기 시작한다.

그래서 5일 정도가 지나면 10명의 환자 중 7~8명은 반드시 "굶었는데도 이상하게 몸에서 힘이 난다"거나 "몸이 가볍고 머리가 맑아졌다"면서 신기하다는 반응을 보이는데 이 증상이 바로 몸의 정화작용이 끝나 생체 리듬이 정상으로 돌아왔다는 증거다.

굶으면 위험하고 요요현상도 심하다고? 천만에!

"굶으면 위험다고 하던데… 요요현상도 심하고."

음식을 끊는다는 것은 곧 생명의 포기를 뜻하므로 당연히 위험하다. 그러나 무작정 굶는 것과 자신의 의지로 그 과정을 통제하면서 굶는 것은 차원이 다른 얘기다. 굶는 행위 자체는 똑같아도 어떤 상황에서, 어떤 목적으로 굶느냐에 따라 우리 몸의 반응은 확연히 달라지기 때문이다.

예를 들어 자신의 주장을 관철하기 위해 단식 투쟁을 하는 사람과 갱도가 무너져 갇혀버린 광부, 그리고 건강이나 다이어트를 위해 일정 기간 단식을 하는 사람이 있다고 치자. 배고픔을 견뎌야 하는 상황은 같지만 이 세 사람의 심리 상태는 결코 같을 수 없다. 단식 투쟁을 하는 사람과 갱도에 갇힌 광부는 언제 이 상황이 끝날지 알 수 없는 상태에서 굶기 때문에 그 자체가 고통인 반면, 건강을 위해 단식하는 사람은 일정 기간만 지나면 된다는 확신이 있기 때문에 몸이 좀 괴롭기는 해도 편안하게 견뎌낼 수 있다. 전자는 교감신경이 극도로 항진된 상태에서 굶는 것이고 후자는 부교감신경이 항진된 상태에서 굶는 것이라고 할 수 있다.

이렇게 자신의 의지로 확실성을 가지고 단식을 하면 노폐물과 독소가 배출돼 몸이 깨끗해지고 건강해지지만 불확실성 속에 불안과 스트레스에 시달리면서 굶으면 오히려 몸에 노폐물과 독소가 더 쌓이고 교감신경항진증으로 건강도 나빠진다.

요요현상 역시 마찬가지다. 어떤 과정을 거쳐 어떻게 굶느냐에 따라 그 결과는 얼마든지 달라진다. 무작정 굶다가 먹다가를 반복하면 우리 몸은 굶었을 때의 고통을 기억하고 음식이 들어올 때 더 많은 지방질을 저장해두려는 성질을 띠게 된다. 또다시 굶는 상황이 발생할지도 모르기 때문에 비상시를 위해 에너지를 비축해두려는 것이다. 굶으면 요요현상이 심하다고 하는 것은 이런 이유에서다.

그래서 건강한 단식은 반드시 먹는 양을 서서히 줄이다가 일정 기간 음식을 끊고 다시 먹는 양을 서서히 늘리는 식으로 정해진 절차에 따라 행한다. 음식을 끊을 때와 다시 음식을 섭취할 때 몸이 적응할 수 있도록 충분한 시간을 주는 것이다. 이렇게 몸을 적응시켜가면서 하는 단식은 절대 요요현상을 불러오지 않는다. 언제 또 굶을지 모른다는 불안감을 몸에 주지 않기 때문에 몸이 굳이 에너지를 비축할 필요가 없다.

이 때문에 나는 환자들에게 단식보다 중요한 것이 단식 전의 감식기, 그리고 단식 후의 회복식기와 식이요법기라고 강조한다. 며칠 굶는 것쯤이야 눈 딱 감고 참으면 할 수 있지만 서서히 먹는 양을 줄이고 늘리는 과정은 내 몸과 건강에 대한 보다 분명한 인식이 있어야 철저하게 실천할 수 있다. 체질 성형 1단계를 단식요법이 아닌 절식요법이라 하는 것도 음식을 끊는 과정이 아니라 음식을 조절해 먹는 것에 초점을 맞췄기 때문이다.

최소 일주일간
특별한 일정이 없는
기간을 선택하라

배고프고 어지러운 증상은 길어야 일주일이다

'내가 아무 일도 안 하는 사람도 아니고 배고프고 어지러워서 23일씩이나 그걸 어떻게 해?'

단식 또는 절식이라는 말을 들으면 대부분의 사람이 가장 먼저 떠올리는 것이 배고픔의 고통이다. 그것도 맛있는 음식이 지천으로 널린 곳에서 순전히 자신의 의지만으로 배고픔을 견뎌야 한다는 것이 두렵기까지 할 것이다.

그래서 절식요법을 결심하고도 막상 쉽게 실천에 옮기지 못하는 사람이 많다. 언제 해야 할지 선뜻 기간을 정하기 어려운 탓이다. 배고프고 어지러울 것을 생각하면 학교나 회사를 제대로 다닐 수 있을지, 중간에 있는 모임이나 회식은 어떻게 할지 고민스러울 수밖에 없다. 이 때문에 아예 단식원에 들어가거나 여름휴가처럼 푹 쉴 수 있는 기간을 이용해야 한다고 생각하는 사람이 대부분이다.

그러나 절식요법은 일상생활을 하면서도 얼마든지 실천할 수 있다. 5일의 단식기가 포함된 23일 절식요법은 몸에 큰 무리를 주지 않을 뿐 아니라 규칙만 잘 준수한다면 혼자서도 충분히 해낼 수 있다.

명현반응을 고려해 월요일부터 시작하라

23일 프로그램이라고 해서 23일 내내 배고프고 어지러울 것이라고 생각하면 큰 착각이다. 배고프고 어지러운 증상을 견뎌야 하는 기간은 감식기와 단식기를 포함해 길어도 일주일을 넘지 않는다. 그러므로 언제 시작해야 할지가 고민이라면 23일을 몽땅 염두에 둘 필요 없이 딱 일주일만 고려해 시작할 날짜를 정하면 된다.

단, 처음 일주일은 몸에 기운이 없고 의욕도 떨어질 수 있으므로 특별한 프로젝트나 시험, 또는 회식이나 모임이 잡혀 있지 않은 기간을 선택하는 것이 좋다. 또 스트레스가 식욕을 자극할 우려가 있으므로 평소보다 스트레스를 많이 받을 만한 상황이 없는지도 생각해야 한다.

 단식을 끝내고 나면 특별히 배가 고프지도 않고 식욕도 크게 생기지 않기 때문에 맛있는 음식이 있어도 충분히 참을 수 있지만 모임이나 회식자리에서 혼자만 먹지 않고 있으면 눈총을 받을 수 있다. 따라서 단식 이후 일주일 정도 식사 약속이 잡혀 있지 않은지만 고려하면 된다.

 배고픔에 대한 두려움과 평소와 다른 음식을 먹어야 하는 부담 때문에 많은 이가 금요일이나 토요일부터 감식을 시작하는데 특별한 사정이 없는 한 월요일부터 시작하는 것이 낫다. 앞서도 얘기한 명현반응 때문이다. 단식기에 들어가면 3일째부터 2~3일간 노폐물과 독소가 빠져나오면서 입과 몸에서 냄새가 나는데 주말부터 절식요법을 시작하면 다른 사람들과 접촉이 빈번한 주중에 이 명현반응이 나타난다. 그러므로 월요일부터 감식을 시작해 주말쯤에 명현반응이 나타날 수 있도록 일정을 잡는 편이 낫다고 하는 것이다.

 게다가 주말에 감식을 시작하면 성공할 확률보다 실패할 확률이 높다. 주중에는 정해진 일정에 따라 활동하면서 식사시간도 규칙적이지만 주말에는 흐트러지게 마련이다. 하는 일 없이 하루 종일 텔레비전을 보며 뒹굴다보면 생각 없이 이것저것 집어 먹게 되고 감식기에 먹어야 할 식단도 지킬 수 없게 된다. 이렇게 되면 '오늘은 어차피 틀렸으니 다음 주부터 시작하자' 는 생각이 들고 매번 다음 주로 넘기며 영원히 절식요법을 시작도 못 할 가능성이 높다.

여성은 생리가 끝나고 2~3일 후에 시작하라

여성의 경우 생리기간 중에 단식을 하면 몸이 더 지칠 뿐 아니라 생리를 아예 하지 않거나 멈출 가능성도 있으므로 생리 기간을 피하는 것이 좋다. 생리가 끝나고 2~3일 후, 몸이 정상적인 생체리듬을 회복했을 때 감식기부터 시작하면 된다.

간혹 절식 기간에 예기치 못하게 생리가 시작되는 경우도 있는데 단식 기간이라고 해도 몸이 크게 힘들지 않다면 절식요법을 중단할 필요는 없다. 이 기간에 생리를 하게 되면 생리혈의 색이 평소보다 검거나 양이 많아질 수도 있는데 노폐물과 독소가 빠져나오면서 생리혈과 섞여 일어나는 현상이므로 염려하지 않아도 된다.

또 절식요법을 끝낸 후에는 생리가 없거나 생리주기가 불규칙해질 수도 있다. 이 때문에 절식요법의 후유증을 걱정하는 사람이 많지만 몸이 정상적인 생체리듬을 채 회복하기 전이어서 일어나는 현상이다. 평소 꾸준히 먹던 음식을 갑자기 줄이고 며칠간 아예 끊기까지 하느라 몸이 충격을 받은 증거라고 할 수 있다.

대개 3개월 정도면 생리가 다시 시작되고 정상적인 생리주기도 되찾게 되므로 생리 때문에 조바심을 내지 않아도 된다. 오히려 절식요법으로 몸속의 노폐물과 독소를 완전히 빼내면 이전보다 더 안정적인 생리주기가 유지되고 생리통도 없어진다.

보통 생리불순과 생리통은 자궁과 난소에 습담, 즉 노폐물이 많이 쌓여 유발되는데 노폐물과 혈액이 뭉친 어혈이 자궁과 난소의 기능을 떨어뜨리고 기 순환을 방해하기 때문이다. 절식요법으로 노폐물과 독소가 제거되고 혈액순환과 신진대사가 원활해지면 자연히 어혈이 풀어지면서 생리불순과 생리통이 사라진다. 또 비만으로 인해 아예 생리가 없던 여성이 생리를 다시 시작하기도 하고 중년 여성의 갱년기장애도 개선되며 손발이 찬 수족냉증도 치료되는 효과를 얻을 수 있다.

23일간만
술과 담배를 끊어라

절식 기간 중의 술, 담배는 독약이다

　평소 술과 담배를 즐기는 사람이라면 그렇지 않은 사람들보다 절식요법에 더 큰 부담을 느낄 것이다. 음식을 줄이고 심지어 완전히 끊어야 하는 기간도 있는데 행여 빈속에 술을 마시고 담배를 피워 몸이 심하게 상하지 않을까 싶어서다.
　절식을 하는 동안에는 당연히 술과 담배를 끊어야 한다. 몸속의 노폐물과 독소를 완전히 빼내고 깨끗하고 건강한 몸으로 다시 태어나기 위해 하는 절식인데 술, 담배를 하면서 절식요법을 한다는 것은 말도 안 되는 모순이다. 또 본인들의 걱정처럼 절식

기간 중의 음주와 흡연이 몸에 치명적인 악영향을 미침은 물론이다.

절식 기간에 술을 마시면 안 되는 이유부터 알아보자. 우리 몸은 음식이 들어가면 소화, 흡수, 동화, 배설의 단계를 거친다. 말 그대로 위장에서 소화시켜 영양분을 흡수하거나 에너지원으로 사용한 다음 찌꺼기는 배설하는 것이다. 그런데 단식을 하면 음식이 들어가지 않으므로 우리 몸에서는 자연히 소화, 흡수, 동화작용이 일어나지 않는다. 대신 배설 기능만 여전히 하는데 섭취하는 음식은 없어도 몸에는 여전히 많은 찌꺼기가 남아 있기 때문이다. 이처럼 다른 기능들이 멈추면 소화, 흡수, 동화작용에 쓰이던 에너지가 배설 기능으로만 집중돼 몸속의 노폐물과 독소가 더 원활하게 배출되는 효과를 볼 수 있다.

그런데 술을 마시면 어떻게 될까? 배설 기능만 해야 할 몸에 술이 들어가면 알코올을 흡수도 해야 하고 대사도 시켜야 하므로 쉬고 있던 장기들이 다시 활동을 시작하게 된다. 결국 노폐물과 독소가 원활하게 배출될 수 없는 상황을 만드는 것이다. 게다가 술을 마시면 몸에 꼭 필요한 영양소와 단백질 등이 필요 이상으로 배출되기 때문에 심각한 영양 불균형이나 근육 소실 등의 문제를 유발할 수 있다.

그럼 담배는 어떨까? 사실 절식 기간에 술보다 더 끊기 어려운 것이 담배다. 술은 아무리 좋아하는 사람이라도 며칠은 참을 수 있는 데 견주어 담배는 끊임없이 피우는 습관이 몸에 배어 있기 때문이다. 그러나 담배를 피우면 위산 분비가 촉진될 뿐 아니라 침과 섞인 니코틴이 직접 위점막을 자극해 속쓰림, 위장장애 등을 일으킨다. 특히 절식 기간에는 위장이 예민해지기 때문에 흡연이 평소보다 더 큰 자극이 된다. 또 혈액 중의 일산화탄소 함량이 높아지면서 산소 공급에 장애가 생겨 현기증을 일으킬 가능성도 상당히 높다.

초기만 참으면 술, 담배 생각이 절로 사라진다

사실 배고픔이나 식욕과 마찬가지로 술과 담배도 절식 기간 초기에만 잘 참아내면 이후에는 한결 견디기 쉽다. 단식기에 들어가면 아예 술을 마시고 싶은 생각도, 담배를 피우고 싶은 생각도 안 나는 경우가 대부분이다. 단식이 흡연 욕구와 음주 욕구를 떨어뜨린다는 것은 이미 절식요법을 해본 수많은 사람에 의해 입증된 사실이다. 이 때문에 절식요법을 하고 난 후 술은 몰라도 담배를 끊는 사람이 꽤 많다.

그러나 단식을 끝내고 음식을 섭취하면서부터 다시 슬슬 술, 담배 생각이 날 수도 있다. 소금기가 거의 없는 음식을 먹어야 하는 회복식기까지는 별 생각이 없다가 일반식으로 돌아가는 식이요법기부터는 술, 담배를 해도 몸에 큰 무리가 없을 것 같은 유혹을 느낄 수 있다.

이런 유혹을 느낄 때면 현재 자신의 몸이 어떤 상태인지를 생각해보자. 노폐물과 독소가 완전히 빠지고 나면 갓 태어났을 때처럼 깨끗하고 생체리듬도 정상적인 몸으로 돌아간다고 했다. 그만큼 내 몸이 연약한 상태라는 뜻이기도 하다. 어린아이에게 술, 담배가 독약과 다름없듯 절식 기간의 몸도 마찬가지다.

딱 한 대의 담배, 딱 한 잔의 술이 배고픔을 참아가며 애써 정화시킨 내 몸을 순식간에 다시 오염시킨다는 사실을 상기한다면 술, 담배에 쉽게 손이 가지는 않을 것이다. 따라서 절식요법을 계기로 담배는 끊는 것이 좋다. 흔히 흡연이 식욕을 억제하고 기초대사율도 높여 다이어트에 도움이 된다고 믿는 사람들이 있지만 오히려 그 반대다. 흡연을 하면 지방분해를 자극하는 에스트로겐이라는 호르몬의 분비량이 줄어 내장지방이 축적되기 때문에 복부비만이 될 가능성이 높다. 그러나 술은 적당히 절제만 한다면 사회생활이나 스트레스 해소에 도움이 되므로 굳이 끊을 필요까지는 없다. 다만 과음을 자제하고 술을 마신 후 적어도 이틀은 술자리를 갖지 않도록 조절할 수 있어야 한다.

　절식 프로그램을 성공적으로 끝내고 나면 이전보다 순간적인 욕구를 참아내는 것이 훨씬 쉬워진다. 절식요법을 해본 사람들은 알겠지만 내 의지로 내 몸을 주관한다는 것이 의외로 큰 기쁨과 자신감을 안겨주는데다 내 몸에 대한 관심도 높아지기 때문이다. 그래서 유혹을 느낄 때마다 '내가 23일 동안 그 엄격한 절식요법도 해냈는데 겨우 이 정도쯤이야…' 라는 생각이 들고 이전처럼 함부로 몸을 망치는 생활은 할 수 없게 된다.

일상생활은
그대로 유지하라

기력은 떨어져도 쓰러지지 않으니 안심하라

절식요법을 시작하면 가장 먼저 느끼는 증상이 기력이 떨어지는 것이다. 음식량을 서서히 줄여 몸이 적응할 수 있도록 한다고는 하지만 평생, 그것도 지나칠 정도로 많은 음식을 먹는 데 익숙해진 몸이 감식기 3일 만에 적응하기에는 아무래도 무리가 따를 수밖에 없다.

이렇게 기력이 떨어지면 '이러다 쓰러지는 것은 아닌지' 걱정하는 사람이 많지만 특별한 지병이 있지 않은 이상 10여 일의 절식 또는 단식으로 쓰러지는 사람은 아무도 없다. 그러므로 절식

기간에도 일상생활은 그대로 유지해야 한다. 오히려 기력이 없다고 누워 있거나 일상적인 생활마저 하지 않으면 몸에서 에너지를 생산해낼 필요성을 느끼지 못해 기력은 더 떨어지게 된다.

단, 여기서 말하는 일상생활은 평소처럼 아침에 일어나 학교나 회사에 가고 다시 집에 돌아와 씻고 잠자는 정도의 기본적인 일상생활이다. 사람들과 어울리거나 취미생활을 하는 것, 가까운 곳이라고 해도 여행을 가는 것 등은 모두 절식 기간 이후로 미뤄야 하며 이것이 불가능하다면 최소 회복식기까지는 자제해야 한다.

일상은 유지하되 자극적인 환경은 피하라

흔히 절식 기간에는 음식만 조심하면 된다고 생각하는 사람이 많지만 앞서도 얘기한 것처럼 절식을 하면 몸이 연약해지고 예민해지기 때문에 평소보다 조심해야 할 것이 많다. 대표적인 몇 가지를 들자면 다음과 같다.

- 영화관이나 쇼핑몰처럼 사람이 많은 곳은 피한다. 소음, 먼지, 냄새 등이 모두 극심한 스트레스가 될 뿐 아니라 실제 몸에도 자극이 될 수 있다.

■ 교감신경을 흥분시켜 식욕을 일으킬 수 있으므로 자극적인 영화나 드라마, 스포츠, 비트가 강한 음악 등은 당분간 보거나 듣지 않는다.

■ 노폐물과 독소가 피부를 통해 잘 배출되도록 가볍고 헐거운 옷을 입는다.

■ 샤워는 매일 하되 비누나 샴푸의 화학성분이 자극이 될 수 있으므로 미지근한 물로만 가볍게 씻는다.

■ 화장품 역시 화학 성분인데다 두꺼운 피부 화장이 얼굴 피부를 통한 노폐물과 독소 배출에 장애가 될 수 있으므로 되도록 화장을 하지 않는다. 꼭 필요하다면 피부의 결점만 가릴 정도로 가볍게 하고 집에 있을 때는 기초화장품도 바르지 않는 것이 좋다.

■ 잇몸에 자극이 될 수 있으므로 칫솔질은 가볍게 하고 치약은 되도록 사용하지 않거나 최소한의 양만 사용한다.

■ 냄새에 민감해지고 기력이 떨어지므로 대중교통을 이용할 때는 붐비는 시간을 최대한 피한다.

절식 기간에는 도시락을 지참하라

딱 8일만 도시락을 지참하면 된다

 절식 기간에는 먹는 양도 그렇지만 음식의 간도 조절해야 하기 때문에 외식을 하는 것이 사실상 불가능하다. 특히 처음 며칠은 식욕을 참아야 하는데 사람들과 어울려 식사를 하다보면 인내심의 한계를 느낄 수 있으므로 되도록 도시락을 지참하는 것이 좋다. 이틀간 감식을 했더라도 마지막 날 식단을 제대로 지키지 못하면 처음부터 다시 시작해야 하므로 이틀간의 노력이 헛수고가 된다는 사실을 명심하자.
 도시락을 지참하라고 하면 이 또한 막막하게 여겨질 수 있다.

그러나 단식기 5일은 도시락이 필요 없으므로 감식기 3일과 회복식기 5일, 총 8일 정도만 도시락을 지참하면 된다. 사실 도시락이라도 먹을 수 있는 기간보다 더 참기 어려운 기간은 물만 마실 수 있는 단식기다. 평생 때맞춰 식사하던 습관이 배어 있기 때문에 식사시간만 되면 허전하겠지만 이때는 음식 냄새가 나지 않는 곳에서 조용히 책을 읽거나 음악을 들으며 시간을 보내거나 명상을 하도록 한다.

 식이요법기는 일상적인 식사를 할 수 있으므로 외식을 해도 크게 무리는 없다. 다만 육류 대신 채소나 콩, 해초 등으로 만든 음식을 선택하고 음식을 주문할 때 간을 싱겁게 해달라고 요구해 천천히 꼭꼭 씹어 먹도록 한다. 단식기와 회복식기를 거치고 나면 이미 먹는 양도 줄어 있을 뿐 아니라 자극적인 맛이 싫어지기 때문에 싱겁게, 소식을 하는 것이 어렵지 않다.

주변 사람들에게 협조를 구하라

 평소 외식을 하던 사람이 갑자기 도시락을, 그것도 맛없어 보이는 밥이나 죽을 싸 가지고 다니면서 먹으면 주변 사람들로부터 온갖 간섭을 받기 십상이다. 측은해 보이기도 하고 유난을 떠는 것처럼 보이기도 하는 까닭이다. 그러므로 절식요법을 시작하기 전 가까운 사람들에게 미리 협조를 구해두는 것이 좋다.

  이때 살을 빼기 위해 절식요법을 한다는 것보다 건강을 위해 한다고 설명해두는 것이 낫다. 살을 빼기 위해 한다고 하면 사람들은 자신의 지식을 총동원해 '더 쉽고 빠른 방법이 있다'는 등 '굶으면 위험하다'는 등 더 심하게 간섭할 우려가 있기 때문이다. 게다가 사람들에게는 가까운 주변 사람이 다이어트에 성공해 외모가 달라지는 것을 원치 않는 심리가 있다. 주변 사람이 낯설어지는 것을 싫어하기 때문이기도 하지만 자신은 할 수 없는 것을 가까운 사람이 해내면 그만큼 자신이 초라해지고 무능한 사람으로 여겨지기 때문이다.

  그러나 건강 때문에 병원에서 권한 방법이라고 하면 주변 사람들도 쉽게 수긍하고 협조할 것이다. 그래도 중간 중간 유혹이 없진 않겠지만 회복식기까지는 어떤 유혹에도 흔들려서는 안 된다. 몸도 상하지만 '딱 한 끼'를 시작으로 이후의 일정이 엉망이 될 가능성이 높기 때문이다. 이렇게 되면 애써 정상으로 되돌아가고 있던 생체리듬이 다시 흐트러져 식욕을 자제할 수 없는 예전의 몸으로 돌아가고 만다.

과격한 운동은
하지 마라

절식과 운동을 겸한다고 살이 빨리 빠지지 않는다

 평소 운동을 하지 않던 사람도 절식요법을 결심하고 나면 '이제 운동도 열심히 해야지'라고 생각하는 경우가 많다. 절식요법 이후 체중을 꾸준히 관리할 수 있는 방법이라는 생각 때문이기도 하지만 절식요법을 하면서 운동까지 겸하면 살을 더 확실히 뺄 수 있을 것 같은 조급증 때문이다.
 그러나 절식요법의 주목적은 노폐물과 독소를 제거하는 것이다. 이 정화작용만 거쳐도 체중은 눈에 띄게 줄지만 체중 감량은 어디까지나 부수적인 효과일 뿐 절식 기간에는 내 몸이 완전히 해독되고 정화될 수 있도록 몸과 마음을 최대한 편안한 상태로 두는 것이 좋다.

따라서 절식 기간, 특히 회복식기까지는 굳이 운동하려고 노력할 필요가 없으며 특히 과격한 운동은 금물이다. 어차피 절식에 들어가면 기력이 떨어져 과격한 운동은 하고 싶어도 할 수 없다. 그럼에도 살을 더 빨리 빼겠다는 일념으로 이를 악물고 운동하면 기운이 심하게 달려 절식 프로그램을 끝까지 해내지 못할 수도 있을뿐더러 자칫 쓰러질 염려마저 있다.

식이요법기부터 운동량을 늘려라

물론 운동을 아예 하지 않는 것보다 하는 것이 낫기는 하다. 외부로부터 음식이 공급되지 않으면 우리 몸은 근육을 구성하고 있는 단백질을 에너지원으로 사용하게 돼 일부 근육 소실이 있을 수 있다. 며칠 근육 소실이 있다가 곧 체지방을 에너지원으로 사용하게 되므로 근육이 무한정 빠지는 것은 아니지만 운동을 하면 초기의 근육 소실을 조금이나마 줄일 수 있음은 사실이다. 따라서 일상생활을 하고도 기력이 남아 있다면 산책이나 체조 같은 가벼운 운동 정도는 해도 무방하다.

회복식기까지는 기력이 남아 있으면 가벼운 운동을 하고 그렇지 않으면 운동을 하지 않아도 되지만 식이요법기에 들어가면 이전보다 운동량을 늘려야 한다. 감식기와 단식기, 그리고 회복식기를 거치는 동안 기초대사율이 많이 떨어진 상태이므로 일반식을 시작하는 식이요법기에 운동량을 늘리지 않으면 이전보다 더 빠른 속도로 체지방이 쌓일 수 있다. 운동을 한다고 해서 떨어졌던 기초대사율이 쉽게 회복되는 것은 아니지만 대신 에너지 대사율을 높여 체지방이 쉽게 쌓이지 않도록 하는 것이 중요하다.

　이때도 과격한 운동보다는 이전에 하던 운동을 조금 더 해주는 정도면 된다. 이전에 30분 산책을 했다면 식이요법기에는 산책 시간을 1시간으로 늘리고 이전에 가벼운 체조를 했다면 몇 가지 근력 운동을 추가하는 식이다.

　어떤 운동을 하든 운동을 통해 살을 빼겠다는 생각은 바람직하지 않다. 앞서도 말했지만 하루 1~2시간 죽어라 땀흘려봤자 소비할 수 있는 칼로리는 얼마 되지 않기 때문이다. 그러므로 절식 기간 중의 운동 역시 혈액순환과 기 순환을 원활하게 함으로써 에너지 대사율을 높인다는 생각으로 느긋하게 하는 정도면 충분하다.

영양실조는 걱정하지 마라

절식 기간 중 영양제 복용은 금물

과식하는 식습관 때문에 비만을 걱정하면서도 다른 한편으로는 영양 결핍을 걱정하는 것이 현대인의 특징이다. 많이 먹기는 하는데 정작 내 몸에 꼭 필요한 필수영양소를 빠뜨리고 있는 것은 아닌지 늘 불안한 탓에 영양제 한두 가지쯤 복용하지 않는 사람이 드물다. 이처럼 영양 결핍에 대한 강박관념이 심해서인지 절식요법을 권하면 꼭 이렇게 물어오는 사람들이 있다.

"칼슘, 비타민 C 같은 영양소는 꼭 보충해야 한다고 들었는데 며칠씩 안 먹어도 괜찮을까요?"

심지어 절식 기간에 그동안 복용해오던 영양제를 계속 먹어야 하지 않느냐고 묻는 이도 적지 않다. 영양제를 복용하면 필요한 성분만 몸에서 흡수한 후 불필요한 것은 배설하므로 먹어두면 득이 되면 되었지 나쁠 것은 없다고 생각한다. 그러나 아무리 좋은 영양제라도 영양제는 약이다. 절식 기간에 영양제를 복용하면 이를 대사시키고 해독하기 위해 간이 무리하게 돼 정작 필요한 노폐물과 독소 배출에는 장애가 따를 수밖에 없다. 결국 절식 기간 중의 영양제 복용은 평소보다 간을 더 지치게 하는 요인이 될 뿐 아니라 절식 효과도 반감시키는 결과를 낳을 수 있다.

영양 결핍이 아니라 영양 과잉이 문제다

　현대인, 특히 다이어트를 고민하는 사람들 가운데 영양 결핍을 걱정해야 할 사람은 거의 없다. 대개가 영양 과잉 상태이기 때문이다. 그럼에도 많은 이가 우려를 거두지 못하는데 이는 절식요법을 하는 동안 행여 영양 결핍이 되지는 않을까 하는 염려 때문이다.
　그러나 우리 몸은 한동안 영양소가 공급되지 않더라도 근육과 내장 등에 며칠은 충분히 쓸 수 있는 분량의 영양소가 비축돼 있다. 음식을 섭취하지 않으면 근육과 내장 속에 있던 영양소가 혈액 속으로 흘러들기 때문에 혈액 속에서 필요한 성분을 뽑아 쓰는 것이다.

물론 혈액 속의 영양소가 고갈되면 세포가 정상적인 활동을 할 수 없으므로 영양 결핍에 따른 각종 부작용이 나타나고 심하면 목숨을 잃을 수도 있다. 그러나 분명한 사실은 5일 정도의 단식으로는 결코 이런 일이 일어나지 않는다는 것이다. 심지어 매일 공급해야 하는 것으로 알고 있는 비타민이나 필수아미노산 등도 결핍되는 일 없이 자연 조절되므로 절식 기간에 특별히 보충해야 할 영양소는 아무것도 없다.

간혹 절식 중에 일어나는 명현반응을 영양 결핍에 따른 이상 증세로 착각해 '이러다 큰일 나는 것 아니냐'며 걱정하는 사람도 있지만 특별한 질병이 있지 않는 이상 절식을 중단해야 할 만큼 심각한 영양 결핍이 생기는 경우는 극히 드물다. 다만, 다음과 같은 증상이 있거나 지병이 있는 경우에는 영양 결핍 또는 부작용의 우려가 있으므로 반드시 전문의와 상의해 절식요법의 시행 여부를 결정해야 한다.

- ■ 활동성 결핵 또는 간염환자

- 말기암 환자나 악성종양 환자
- 인슐린 주사를 6개월 이상 처방받은 당뇨 환자
- 심한 출혈성 궤양이 있는 경우
- 정신분열증 등 심한 정신질환을 앓는 경우
- 갑상선기능항진증 등 소모성 대사질환이 있는 경우
- 관절염, 피부병 등으로 인해 스테로이드 제제를 3개월 이상 복용한 경우
- 어린이, 노인, 임산부

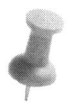

체질 성형 프로그램 한눈에 이해하기

■ 1단계

비만의 원인인 체내 노폐물과 독소를 완전히 제거한다

23일 절식요법을 하면 몸에서 노폐물과 독소가 자연스럽게 배출되면서 몸이 정화되고 체중의 10%가 저절로 빠진다.

■ 2단계

깨끗하게 비운 몸을 체질에 맞는 음식으로 채운다

깨끗해진 몸을 제철에, 내가 사는 땅에서 나는 건강한 음식으로 채워 살찌는 체질을 살 안 찌는 체질로 바꿔나간다.

■ 3단계

생체리듬에 맞는 생활을 통해 새로운 체질로 거듭난다

생체리듬에 맞는 생활을 하면 자율신경의 길항작용이 순조로워 비정상적인 식욕이 생기지도 않고 혈액순환과 신진대사가 원활해져 에너지대사율도 높아지므로 영원히 살찌지 않는 체질로 바뀐다.

Part 4

체질 성형 1단계

체중의 10%가 빠지는
23일 절식요법

살을 빼려다 건강까지 잃는 경우가 허다하다. 우리 몸에서 꼭 제거해야 할 지방세포 속의 노폐물만 빠져도 체중의 10%는 너끈히 줄일 수 있다. 몸이 혼란을 겪지 않도록 신호를 보내는 감식기, 노폐물이 완전히 빠져나가는 단식기, 체지방이 빠지는 회복식기, 입맛과 체질이 바뀌는 식이요법기 등 총 23일간의 절식요법을 통해 내 몸이 다시 프로그래밍 된다.

노폐물만 빼도
체중의 10%가 빠진다

초기에는 체지방이 아니라 체수분과 노폐물만 빠진다

　아무리 살이 빠지지 않던 사람이라도 단식을 하면 체중이 하루가 다르게 줄어드는 것을 확인할 수 있다. 체격과 체중에 따라 다르기는 하지만 하루에 적어도 0.5kg에서 많게는 1kg까지 빠지기 때문이다. 특히 체중이 많이 나가는 사람일수록 체중 감소율도 높은 것이 특징이다.
　이 때문에 5kg 정도 감량을 목표로 했던 사람들 중에는 단식 기간 중에 목표 체중을 달성하고 나면 그것으로 절식요법을 그만두는 경우가 있다. 그러나 이 기간에 일어나는 체중 감소는 체지방의 감소가 아니라 체수분과 노폐물이 빠지면서 생기는 일시적인 감량 효과일 뿐이다. 근육 소실도 일부 있기는 하지만 감소된 체중의 대부분은 체수분과 그 안에 포함된 노폐물이다.

성인의 비만은 지방세포의 수가 아니라 지방세포 자체가 뚱뚱해지기 때문이라고 했다. 그렇다면 지방세포가 어떻게 뚱뚱해지는지 살펴보자. 흔히 지방세포라고 하면 온통 지방으로 가득 차 있는 세포를 떠올리겠지만 사실 지방세포는 97%의 지방과 3%의 수분으로 구성돼 있다. 이 지방세포를 뚱뚱하게 만드는 원인은 지방 자체의 용량이 늘어나기 때문이기도 하지만 더 큰 원인은 수분이 늘어나기 때문이다.

노폐물과 독소 때문에 뚱뚱해지는 지방세포

문제는 이 수분이 순수한 수분이 아니라는 것이다. 대사과정에서 생기는 노폐물과 독소는 지방세포 속으로 스며들어 수분과 뒤섞인다. 한의학에서는 이 노폐물과 독소를 습(濕)과 담(痰)이라고 하고 현대의학에서는 비생리적 체액이라고 한다. 한의학에서 비만 체질을 일러 습담 체질이라고 하는데 바로 살이 많이 찐 사람일수록 이 습담이 많기 때문이다.

그런데 수분에 노폐물, 즉 습담이 뒤섞여도 그 구성 비율이 3%를 유지한다면 지방세포가 오염되기는 해도 세포 자체가 뚱뚱해지는 일은 없을 것이다. 그러나 노폐물이 많이 끼면 수분 외에 노폐물 함량이 늘어나 지방세포의 부피가 커진다. 즉 노폐물이 20%라고 했을 때 수분 3% 안에 노폐물 20%가 포함되는 것이 아니라 수분 3%에 노폐물 20%가 더해져 23%가 되는 것이다.

절식요법을 하면 다른 곳의 노폐물과 독소도 빠지지만 이 지방세포 속의 노폐물이 빠지면서 체중 감량 효과가 나타난다. 원래의 지방 97%, 수분 3%의 정상적인 세포로 돌아가는 것이다. 체중이 많이 나가는 사람일수록 체중 감량 효과가 높다는 것은 그만큼 그 사람의 지방세포 속에 노폐물이 많았다는 증거다.

도중에 절식요법을 그만두면 어떻게 될까? 노폐물은 대사과정에서 필연적으로 발생하는 물질이므로 언젠가는 다시 지방세포 속에 쌓이게 마련이고 그에 따라 지방세포의 부피도 다시 늘어난다. 이렇게 지방세포 속의 수분이 줄었다 늘었다 하기 때문에 살이 빠졌다가도 곧 다시 찌는 현상이 반복되는 것이다.

몸에서 꼭 제거해야 할 성분들만 빼낸다

따라서 단식기에 원하는 만큼 살을 뺐다고 해서 절식요법을 그만두는 것은 요요현상을 부르는 지름길이다. 지방세포 속의 노폐물이 다 빠지고 나면 그때부터는 체지방이 빠지는데 이 현상은 보통 회복식기부터 시작된다. 회복식기에 접어들면 단식기에 쑥쑥 빠지던 살이 더는 빠지지 않고 정체되는 현상이 나타난다.

이때 회복식기에 섭취하는 음식 때문에 살이 안 빠지는 것이라고 생각할 수 있지만 이는 음식 때문이 아니라 우리 몸의 자연스러운 생리적 현상이다. 체지방이 연소되기 시작하면 더 이상 근육 소실도 일어나지 않고 체수분도 빠지지 않게 되는데 체중 감량 효과는 그리 크지 않다. 체지방은 부피는 커도 무게는 가볍기 때문이다.

단식기에 비해 체중 감량이 더디니 절식요법의 효과가 의심스럽고 살이 제대로 빠지고 있는지 조바심도 나겠지만 분명한 것은 절식 프로그램을 완수하고 나면 체수분이 아니라 체지방이 빠지는 효과를 볼 수 있다는 사실이다. 얼마나 성실히 절식요법을 실천하는지에 따라 약간의 차이는 있지만 대부분의 사람이 23일간의 절식요법으로 자기 체중의 10% 정도는 줄일 수 있다.

그리고 이 10%는 온전히 노폐물과 독소, 체지방으로 구성돼 있다. 결국 다이어트와 건강을 위해 우리 몸에서 꼭 제거해야 하는 성분들만 빠지는 셈이다. 절식요법이 가장 확실하고도 건강한 다이어트법이라고 하는 것은 이 때문이다.

몸이 혼란을 겪지 않도록 서서히 신호를 보내라 (3일 감식기)

감식기란 말 그대로 음식을 줄여가는 기간으로 절식요법의 준비 기간이라고 할 수 있다. 평소대로 먹다가 어느 날 갑자기 단식을 하면 배고픔도 극심하고 기력도 심하게 떨어져 이틀 이상 단식을 할 수 없지만 3일간 서서히 음식을 줄여가면 몸에서도 음식 섭취량이 더 줄어들 경우를 대비하게 된다.

따라서 감식을 철저히 해야 이후의 단식기를 큰 고통 없이 견뎌낼 수 있다. 식욕은 무의식의 지배를 받기 때문에 인간의 의지로는 억제할 수 없지만 장기간이 아닌 3일의 감식기 정도는 충분히 인내할 수 있다. 이 기간에는 무엇보다 '해낼 수 있다'는 자기 확신을 갖는 것이 중요하므로 23일간의 실천 프로그램을 짜거나 절식 일기를 쓰면서 의지를 다지도록 한다.

1일째 – 밥을 반만 먹어라

하루 세끼를 먹되 평소보다 질게 지은 밥을 반씩만 먹는다. 간은 특별히 싱겁게 할 필요 없이 평소 입맛대로 먹고 육류와 기름진 음식, 음료수, 프림커피 등만 피하면 된다. 밥의 양을 반으로 줄이는 것이 부담스럽다면 아침에는 $\frac{2}{3}$를 먹고 점심과 저녁을 $\frac{1}{2}$로 줄이는 식으로 자신의 컨디션에 맞게 조절한다.

2일째 – 밥을 죽으로 바꿔라

하루 세끼를 죽 한 그릇씩만 먹는다. 이날 역시 간은 싱겁게 할 필요가 없지만 육류는 물론 생선도 금지 식품이다. 죽은 식성에 맞춰 어떤 곡류를 사용해도 상관없지만 되도록 식이섬유가 풍부한 율무와 현미를 반씩 섞은 죽이 좋다.

3일째 – 구충제를 복용하라

어제와 똑같은 죽을 양만 반으로 줄여 먹는다. 해조류와 나물 반찬 정도는 먹어도 되지만 어제보다 간을 싱겁게 해야 한다. 이날 저녁식사 후에는 구충제를 복용한다. 만에 하나 장 속에 기생

충이 있는 상태에서 단식을 하면 기생충으로 인한 복통이 일어날 수 있기 때문이다.

감식기 식단

	아침	점심	저녁
1일째	진밥 $\frac{1}{2}$공기, 배추된장국, 파래무침, 콩나물무침, 제철과일	진밥 $\frac{1}{2}$공기, 고등어구이, 김구이, 콩나물무침	진밥 $\frac{1}{2}$공기, 미역국, 버섯볶음, 제철과일
2일째	죽 1공기(현미1:율무1), 파래무침, 시금치나물	죽 1공기(현미1:율무1), 김, 시금치나물	죽 1공기(현미1:율무1), 파래무침, 시금치나물, 제철과일
3일째	죽 $\frac{1}{2}$공기(현미1:율무1), 오이무침(저염)	죽 $\frac{1}{2}$공기(현미1:율무1), 김	묽은 죽 $\frac{1}{2}$공기(현미1:율무1)

땀, 배변 등으로 노폐물이 완전히 빠진다
(5일 단식기)

 5일 내내 물 외에는 허용되지 않는 기간이다. 외부로부터 공급되는 일체의 음식물을 끊어 오랫동안 지친 장기를 쉬게 하고 몸에 쌓인 노폐물과 독소를 제거하기 위한 해독기라고 할 수 있다. 아무것도 먹을 수 없기 때문에 절식요법을 결심하는 사람들이 가장 두려워하는 기간이지만 몸의 적응력을 믿고 기다리면 이내 배고픔도 사라지고 몸이 편안해지는 것을 느낄 수 있으며 면역 기능도 회복돼 질병이 호전되거나 치료되는 효과까지 얻을 수 있다.
 단식 초기에는 몸이 나른하고 어지러워 자꾸 눕고 싶은 생각이 들지만 억지로라도 몸을 움직이도록 노력해야 한다. 그래야 기력도 덜 떨어지고 혈액순환과 신진대사가 원활해져 노폐물과 독소가 더 빨리 배출된다.

1일째 – 모든 음식물을 끊어라

하루 종일 생수 외에는 아무것도 먹어서는 안 된다. 단식 첫날은 극심한 배고픔은 없지만 음식을 먹을 수 없다는 허전함이 크므로 그때마다 물을 조금씩 마시고 최대한 심신을 편안하게 한다.

2일째 – 변비가 생길 수 있다

배고프고 어지러운 정도가 어제보다 심하게 느껴질 것이다. 몸이 단식에 완전히 적응하지 못해 계속 식욕중추를 자극하고 있기 때문이다. 또 어제부터 변을 보지 못했거나 심하면 감식기부터 내내 변을 보지 못할 수도 있지만 특별히 신경 쓸 필요는 없다. 먹은 것이 없으니 당연하다고 받아들이면 된다. 배가 아프면 변을 보려고 노력해보고 여의치 않으면 다시 변의가 느껴질 때까지 편안한 마음으로 기다린다.

3일째 – 명현반응이 시작된다

배고픔은 어제보다 덜하지만 속이 메슥거리고 헛구역질이 나거나 설사를 할 수도 있다. 또 혀에 하얀 설태가 끼고 소변색이 탁하며 두통이 동반될 수 있고 경우에 따라 피부에 심한 두드러기가 생기기도 한다. 이런 증상이 나타나면 굶어서 생긴 부작용이라고 생각해 당황하는 사람이 많은데 체내의 노폐물과 독소가 빠져나오면서 생기는 극히 자연스러운 현상이다. 그만큼 몸이 제대로 정화되고 해독되고 있다는 증거로 보면 된다.

4일째 – 입과 몸에서 악취가 난다

입과 몸에서 악취가 나는 것은 전날부터 시작되었을 것이다. 4일째가 되면 증상이 더 심해지는데 이때 풍욕을 하면 노폐물과 독소가 더 빨리 배출되는 효과를 볼 수 있다. 풍욕은 바람이 잘 통하는 곳에서 옷을 다 벗은 후 담요를 두른 채 하면 된다. 담요를 열어 20초 정도 바람을 쏘였다가 다시 담요를 두르고 1분 있다가를 반복하는 것이다. 한번 할 때마다 바람을 쏘이는 시간을 10초씩 늘려가면서 20~30분 하면 충분하다.

5일째 – 몸이 가벼워지고 머리는 맑아진다

이날까지 입과 몸에서 악취가 계속날 수 있지만 점차 옅어지면서 곧 사라진다. 대신 머리가 맑아지고 몸이 가벼워짐을 느끼는 사람이 많은데 노폐물과 독소가 완전히 제거돼 혈관과 림프

관, 세포들이 깨끗해졌기에 느낄 수 있는 감각이다. 살면서 한 번도 느껴본 적 없는 맑고 상쾌한 이 느낌 때문에 절식을 경험한 사람들이 절식 예찬론자가 되는 것이다.

체지방이 빠지기 시작한다
(5일 회복식기)

감식기와 단식기에는 체수분이 빠지면서 노폐물과 독소가 함께 제거되었다면 회복식기부터는 체지방이 빠지기 시작한다. 에너지원으로 사용하느라 근육이 약간 빠지기는 하지만 절식 기간의 단백질 감소량이 전체의 30~40%라면 지방은 90% 이상 감소된다.

그러나 단식을 무사히 끝냈다고 해서 체지방이 저절로 감소되는 것은 아니다. 회복식기를 얼마나 잘 넘기는지에 따라 체지방 감소 효과를 볼 수도 있고 5일간의 단식을 헛수고로 돌린 채 요요현상을 맞을 수도 있다. 단식 중에는 초반만 빼고는 크게 식욕이 돌지 않는 데 반해 회복식기에는 몸이 정상적인 대사 작용을 시작하면서 식욕이 급격하게 왕성해질 위험이 있다. 그래서 절식 기간에 회복식기를 가장 조심해야 한다.

1일째 – 단식 후 첫 식사, 묽은 미음으로 시작하라

단식 후 처음으로 음식을 먹으면 그동안 활동을 멈췄던 장기들이 조금씩 제 기능을 회복하기 시작한다. 그러나 아직은 예민하고 무력한 상태이므로 최대한 부담을 주지 않는 유동식부터 섭취하는 것이 원칙이다. 회복식기 첫날 아침은 장기들이 특히 무력한 상태이므로 점심부터 묽은 미음을 천천히 먹는다.

2일째 – 소금은 한 톨도 섭취하지 마라

흔히 회복식은 감식기의 식단을 거꾸로 실천하면 되는 것으로 아는 사람이 많지만 감식기의 식단과 회복식기의 식단에는 큰 차이가 있다. 감식기에는 소금 섭취량을 엄격하게 제한하지 않는데 반해 회복식기에는 상당히 오랫동안 소금 섭취량을 제한한다. 이처럼 오랫동안 소금을 먹지 않아도 우리나라 사람들의 몸은 염분 함량이 워낙 높아 염분 부족으로 인한 부작용은 전혀 없다. 회복식기에는 이튿날까지 묽은 미음을 먹는 것이 안전하지만 견디기 힘들다면 미음을 조금 되게 해서 먹는 것은 상관없다.

3일째 – 소금기 없는 부식을 추가하라

　3일째부터는 묽은 죽으로 바꾸되 여전히 무염식을 실천한다. 이때부터는 약간의 반찬을 먹을 수 있는데 되도록 소화가 잘되는 재료를 사용하고 간이 없어도 재료 고유의 맛을 즐길 수 있는 음식을 선택하는 것이 좋다. 동치미나 김구이 정도라면 시원한 맛과 고소한 맛을 즐길 수 있어 무염식을 실천하는 데 유리하다.

4일째 – 생선과 육류를 추가하라

　전날까지 회복식을 실천해봐서 소화에 큰 무리가 없다면 4일째부터는 생선과 육류를 먹어도 된다. 단, 생선은 소금간이 되지 않은 것을 취하되 너무 많은 양을 먹지 않도록 한다. 생선은 1토막, 쇠고기구이 역시 간을 하지 않고 탁구공 1개 크기만큼만 먹는다.

5일째 – 싱겁게 간을 하기 시작한다

　거의 정상식과 유사한 식이요법기로 넘어가기 전날이므로 약간의 소금을 요리에 넣을 수 있고 참기름과 식용유, 파 마늘과 같은 양념류도 조금씩 첨가할 수 있다. 간식으로는 제철과일을 과하지 않게 먹는다.

회복식기 식단

	아침	점심	저녁
1일째		미음(현미1:율무1)	미음(현미1:율무1)
2일째	미음(현미1:율무1)	미음(현미1:율무1)	미음(현미1:율무1)
3일째	채소즙 또는 과일즙(건더기까지)	묽은 죽(현미1:율무1), 동치미(무염)	묽은 죽(현미1:율무1), 동치미(무염), 김구이(무염, 참기름만 약간)
4일째	채소즙 또는 과일즙(건더기까지)	죽 $\frac{1}{2}$공기(현미1:율무1), 콩나물국(무염), 갈치구이(무염)	죽 $\frac{1}{2}$공기(현미1:율무1), 미역국(무염), 쇠고기구이(무염)
5일째	죽 $\frac{2}{3}$공기(현미1:율무1), 맑은 된장국(파마늘 약간), 김(소금과 참기름 약간)	죽 1공기(현미1:율무1), 쇠고기무국, (간장과 파마늘 약간) 미역초무침 (간장과 식초 약간), 제철과일	진밥 $\frac{1}{2}$공기, 감자미역국(간장 약간), 오이생채(식초와 참기름 약간), 버섯볶음(간장과 식용유 약간)

입맛과 체질이 바뀌기 시작한다
(10일 식이요법기)

회복식기를 끝내고 식이요법기로 넘어오면 가장 먼저 입맛이 변했다는 것을 느낀다. 단식기와 회복식기를 거치는 약 열흘간 소금을 섭취하지 않았기 때문에 미각이 예민해져 웬만한 짠맛은 질색을 하게 되고 재료 고유의 맛을 느낄 수 있게 된다.

이 때문에 환자들 가운데 상당수가 "바깥 음식은 짜서 못 먹겠다"고 하소연한다. 이 시기에는 외식을 해도 큰 무리는 없지만 짜고 자극적인데다 조미료까지 가미된 음식이 도통 입맛에 맞지 않을 뿐 아니라 먹고난 후 속이 불편하고 정신이 몽롱해지는 등의 증상 때문에 스스로 외식을 기피하는 경우가 많다.

따라서 식이요법기에도 되도록 직접 조리해 먹거나 도시락을 지참하는 것이 좋다. 이미 입맛이 변해 누가 강요하지 않아도 싱거운 음식이 입에 맞고 먹는 양도 줄어들어 식이요법을 실천하기가 그다지 어렵지 않다. 다만 식이요법에 엄격한 제한이 없다 보니 절식요법이 끝난 것 같은 착각에 정신이 해이해져 아직은 조심해야 할 음식을 먹는 경우가 생길 수 있으므로 이것만 주의하면 된다.

혹 중도에 실수를 하더라도 그것으로 식이요법을 중단하지 말고 다음 끼니부터 식이요법을 재개하는 것이 좋다. 절식 프로그램을 완수하는 것과 중도에 포기하는 것과는 육체적으로도 그렇지만 특히 정신적으로 큰 차이가 난다. 프로그램을 완수한 경우에는 해냈다는 성취감으로 이후에도 꾸준히 자신의 몸에 관심을 갖고 절제하며 살아갈 수 있는 반면 그렇지 못한 경우에는 이전의 생활을 되풀이하게 될 가능성이 있기 때문이다.

앞서 운동에 대해 다루면서 설명한 것처럼 식이요법기에 특히 신경 써야 할 것은 운동량을 늘리는 것이다. 감식기와 단식기, 회복식기에는 별도로 운동을 하지 않아도 되지만 정상적인 식사로 돌아가기 직전의 과도기나 마찬가지인 식이요법기에는 그간의 절식으로 기초대사율이 떨어져 있으므로 반드시 운동을 통해 에너지 대사율을 높여주어야 한다.

식이요법기 식단

	아 침	점 심	저 녁
1일째	진밥 ½공기, 쇠고기무국, 두부조림, 김구이	진밥 ½공기, 아욱국, 상추겉절이	진밥 ½공기, 버섯찌개, 고등어구이, 김무침
2일째	진밥 ½공기, 북엇국, 연근조림	진밥 ½공기, 쇠고기구이, 숙주나물	진밥 ½공기, 양배추찜, 열무김치, 김구이
3일째	진밥 ½공기, 콩나물국, 도라지나물	진밥 ½공기, 순두부찌개, 도라지나물	진밥 ½공기, 미역국, 꽁치구이, 상추겉절이
4일째	진밥 ½공기, 달걀찜, 배추김치	진밥 ½공기, 동치미, 나물무침	진밥 ½공기, 아욱국, 감자조림, 깍두기
5일째	진밥 ½공기, 해물된장찌개, 깻잎나물	진밥 ½공기, 비지찌개, 배추김치	진밥 ½공기, 황태콩나물국, 가지나물
6일째	현미밥 ½공기, 김치콩나물국, 깻잎김치	현미밥 ½공기, 멸치조림, 부추겉절이	현미밥 ½공기, 배추된장국, 미역초무침
7일째	현미밥 ½공기, 버섯찌개, 달걀찜	현미밥 ½공기, 동치미, 우엉조림, 콩나물무침	현미밥 ½공기, 미역국, 우거지나물, 갈치구이
8일째	현미밥 ½공기, 굴무국, 우거지나물	현미밥 ½공기, 새우애호박볶음, 배추김치	현미밥 ½공기, 버섯들깨탕, 애호박나물, 깍두기
9일째	현미밥 ½공기, 맑은해물탕, 연근조림	현미밥 ½공기, 고등어구이, 김구이, 깍두기	현미밥 ½공기, 북엇국, 깻잎찜
10일째	현미밥 ½공기, 미역국, 가지볶음, 멸치조림	현미비빔밥, 맑은콩나물국	현미무밥, 배추된장국

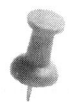

포기하고 싶을 때 이렇게 극복하라!

- 중도에 그만두면 요요현상으로 이전보다 더 뚱뚱해진다는 사실을 명심하라.

- 다이어트를 시작한 이유를 돌아보고 다이어트 후 날씬하고 아름다워질 모습을 상상하라.

- 23일간 절식 일기를 쓰면서 매일매일의 변화를 기록하고 의지를 확인하라.

- 식욕을 참기 어려울 때는 가벼운 산책이나 명상, 집안청소, 뜨개질 등 다른 일에 집중하라.

- 배가 고플 때는 30분만 참아보라. 극심한 공복감도 30분이면 사라진다.

- 야식이 생각나지 않도록 일찍 잠자리에 들도록 노력하라.

- 순간의 식욕을 참음으로써 내 몸과 피부가 깨끗해진다는 사실을 상기하라.

23일 절식요법 실행 파일

날짜	기간	해야 할 일	신체 반응
1일째	감식기	■ 술과 담배를 끊는다. ■ 식사량을 평소의 반으로 줄인다. ■ 육류, 기름진 음식, 음료수, 프림 커피 등을 피한다. ■ 세끼 식사 외에 간식은 먹지 않는다. ■ 체중을 확인한다.	평소 식사량이 많거나 간식을 자주 먹던 사람이라면 좀 허전하다는 느낌이 있을 뿐 배고픈 고통은 별로 없다.
2일째		■ 세끼 식사를 현미와 율무 1:1을 섞어 지은 죽 한 공기로 바꾼다. ■ 부식은 해조류와 채소로만 하고 부식도 많이 먹지 않도록 주의한다. ■ 죽과 물 외에는 어떤 것도 섭취하지 않는다.	배 속에서 수시로 꼬르륵거리는 소리가 들리지만 아직은 참을 만하고 속은 평소보다 편안해진다.
3일째		■ 아침과 점심은 현미와 율무 1:1로 지은 죽 ½공기를 먹고 저녁은 이보다 묽은 죽으로 ½공기만 먹는다. ■ 부식은 되도록 먹지 않거나 천일염으로 간을 약하게 해서 조금만 먹는다. ■ 저녁식사 후 구충제를 복용한다.	배도 고프고 기운도 달리지만 일상생활을 하는 데는 아무 지장이 없다.
4일째	단식기	■ 생수 외에 아무것도 먹거나 마시지 않는다. ■ 일상생활은 그대로 유지하되 사람 많은 장소는 피하고 자극적인 TV 프로그램이나 컴퓨터 게임, 스포츠 등을 즐기지 않는다.	배고프고 기력도 떨어지지만 못 견딜 정도로 심하지는 않다.

날짜	기간	해야 할 일	신체 반응
5일째	단식기	■ 생수 외에 아무것도 먹거나 마시지 않는다. ■ 명상을 하거나 조용한 음악을 들으며 마음을 최대한 편안하게 가지려고 노력한다.	극심한 배고픔이 밀려오고 기력도 심하게 떨어져 어지럼증이 나타날 수 있지만 쓰러질 염려는 없으므로 일상생활을 그대로 유지한다. 변비도 심해질 수 있지만 먹은 것이 없어서이므로 염려할 필요는 없다.
6일째		■ 생수 외에 아무것도 먹거나 마시지 않는다. ■ 노폐물과 독소가 잘 배출되도록 옷을 헐겁게 입는다. ■ 명상을 하거나 조용한 음악을 들으며 마음을 최대한 편안하게 가지려고 노력한다.	배고픈 고통은 덜하지만 대신 속이 메슥거리고 헛구역질이 나면서 설사, 두통 등이 시작될 수 있고 심하면 피부에 두드러기가 생기기도 한다. 체내 노폐물과 독소가 빠지면서 나타나는 명현반응이므로 당황하거나 걱정할 필요는 없다.
7일째		■ 생수 외에 아무것도 먹거나 마시지 않는다. ■ 노폐물과 독소가 잘 배출되도록 풍욕을 한다. ■ 명상을 하거나 조용한 음악을 들으며 마음을 최대한 편안하게 가지려고 노력한다.	배가 고프다는 감각은 거의 느껴지지 않고 입과 몸에서 나는 악취가 계속된다.
8일째		■ 생수 외에 아무것도 먹거나 마시지 않는다. ■ 명상을 하거나 조용한 음악을 들으며 마음을 최대한 편안하게 가지려고 노력한다. ■ 체중을 확인한다.	배고픈 느낌도 없고 입과 몸에서 나던 악취도 사라지면서 머리가 맑아지고 몸도 가벼워지며 피부도 깨끗해진다. 체내 노폐물과 독소가 완전히 제거되면서 원래의 체중에서 10%가 감량된다.

날짜	기간	해야 할 일	신체 반응
9일째	회복식기	■ 아침은 굶고 점심과 저녁에 현미와 율무 1:1을 섞어 끓인 미음을 조금씩 먹는다. ■ 부식은 곁들이지 않는다. ■ 미음과 생수 외에 아무것도 먹거나 마시지 않는다.	배가 고프지도 않고 입맛도 없지만 미음을 천천히 먹어 활동을 멈췄던 장기들을 깨우도록 한다.
10일째		■ 세끼 모두 현미와 율무 1:1로 끓인 미음을 먹는다. 속이 괜찮으면 양을 조금 늘려도 되고 저녁에는 미음을 조금 되게 쑤어 먹어도 상관없다. ■ 부식은 곁들이지 않는다. ■ 미음과 생수 외에 아무것도 먹거나 마시지 않는다.	세끼를 미음만 먹어도 배고픈 느낌이 없고 떨어졌던 기력도 돌아오기 시작한다.
11일째		■ 아침은 채소즙이나 과일즙으로 먹고 점심과 저녁에는 현미와 율무 1:1로 끓인 묽은 죽을 먹는다. ■ 동치미나 김구이 정도는 부식으로 곁들일 수 있지만 소금간은 일절 하지 않는다.	단식을 하는 동안 미각이 바뀌어 소금간을 하지 않은 음식도 담백한 맛으로 즐길 수 있게 된다.
12일째		■ 아침은 채소즙이나 과일즙으로 먹고 점심과 저녁에는 현미와 율무 1:1로 끓인 조금 된 죽 $\frac{1}{2}$공기를 먹는다. ■ 생선과 쇠고기를 부식으로 곁들일 수 있지만 소금간은 일절 하지 않는다.	부식을 갑자기 많이 먹으면 위에 부담이 되거나 찌르는 듯한 통증이 있을 수 있으므로 생선은 작은 한 토막, 쇠고기는 탁구공 크기 정도만 먹도록 한다.

날짜	기간	해야 할 일	신체 반응
13일째	회복식기	■ 아침은 죽 $\frac{2}{3}$공기, 점심은 죽 1공기, 저녁은 진밥 $\frac{1}{2}$공기를 먹는다. ■ 부식은 천일염으로 싱겁게 간을 하고 파, 마늘류의 양념도 첨가할 수 있다. ■ 체중을 확인한다.	절식요법을 시작할 당시에 비해 체중의 총 10%가 감량되지만 단식기에는 체수분과 노폐물만 빠졌다면 회복식기에는 체지방이 빠진 결과이므로 전체적으로 군살이 빠지면서 몸매가 날씬해진다.
14일째 ~ 18일째		■ 세끼 식사를 현미로 지은 진밥 $\frac{1}{2}$공기로 한다. ■ 부식은 일반식처럼 하되 제철재료와 국산재료를 이용하고 간은 반드시 천일염을 사용해 약하게 한다. ■ 평소보다 운동량을 늘린다. 새로운 운동을 시작해도 좋고 텃밭을 가꾸거나 집안일을 함으로써 활동량을 늘리는 것도 좋다.	기력이 완전히 회복돼 일상생활을 하는 데 아무런 지장이 없고 입맛도 변하고 섭취량도 줄어 식이요법기의 식단표대로 섭취해도 배고픔을 느끼지 않는다.
19일째 ~ 23일째	식이요법기	■ 세끼 식사를 현미밥 $\frac{1}{2}$공기로 하되 식성에 맞춰 잡곡밥으로 대체해도 된다. ■ 천일염을 사용하면 입맛대로 간을 해도 되지만 이미 입맛이 변해 싱겁고 담백한 맛이 입에 맞는다. ■ 간식으로는 제철과일 또는 견과류를 조금씩 먹는다. ■ 운동은 꾸준히, 즐겁게 할 수 있는 것이면 어느 것이나 상관없다.	식사량이 늘면서 다시 살이 찔까 두려울 수 있지만 식단표대로 진행하면서 규칙적으로 식사하고 생활하면 절대 체중이 늘지 않는다.

Part 5

체질 성형 2단계
다시 살찌지 않는 체질 만드는 식이요법

노폐물과 독소를 완전히 빼내고 깨끗해진 몸을 이제 어떻게 만들어나가느냐에 따라 체질이 결정된다. 내가 먹는 음식이 내 몸을 새롭게 만드는 것이다. 특정 식품이 아닌, 내 기와 일치하는 최고의 체질식으로 두 번 다시 살찌지 않는 몸으로 거듭난다.

이제 무엇을 먹는지에 따라 체질이 달라진다

내가 먹는 음식이 내 몸을 만든다

23일간의 절식요법이 끝나고 나면 체중의 10%는 확실히 빠진다. 그러나 체중 감소보다 더 중요한 절식요법의 효과는 이것으로 체질 성형의 기초가 마련되었다는 사실이다. 노폐물과 독소를 완전히 비우고 깨끗해진 몸을 이제 어떻게 만들어나가느냐에 따라 다시는 살찌지 않는 몸으로 바뀌기도 하고 언젠가는 다시 다이어트를 고민해야 하는 몸으로 돌아가기도 한다.

절식요법 후 새로운 몸을 만드는 데 가장 중요한 것은 음식이다. 사람들은 흔히 그저 맛있는 것을 먹고 배불리 먹는 데만 치중할 뿐 내 입으로 들어오는 음식이 내 몸을 만든다는 사실은 간과한 채 살아간다. 그러면서도 건강에 대한 관심은 지대해서 몸에 좋다는 약이나 식품을 애써 찾아 먹고 헬스나 요가에 돈과 시간을 투자하는 것으로 위안을 삼곤 한다.

그러나 내 몸을 만드는 기본 원료는 내가 매일 먹는 음식이다. 날마다 음식을 함부로 먹으면서 몸이 건강하기를 바라는 것은 공부는 하지 않으면서 성적만 잘 나오기를 바라는 것처럼 어리석다.

앞으로의 식생활에 따라 체질이 바뀐다

내가 먹는 음식이 어떻게 내 몸을 만드는지 생각해보자. 한의학에서는 사람의 원기가 수곡정미(水穀精微), 즉 물과 곡식의 정기에 의해 만들어진다고 보는데 이 수곡정미가 바로 음식으로부터 섭취하는 영양분이다. 우리 몸은 외형적으로는 그대로 있는 것처럼 보여도 내부에서는 끊임없이 소멸과 재생이 반복됨으로써 어제와는 다른 몸으로 바뀐다. 혈액이 교체되고 세포가 분열돼 장기의 조직들이 바뀌는가 하면 뼈도 오래된 부분은 떨어져 나가고 새롭게 만들어짐으로써 일정한 강도를 유지하는 것이다.

이처럼 끝없이 바뀌는 몸의 원료가 되는 것이 내가 섭취하는 영양분이다. 현대의학에서 음식을 고루 먹으라고 하고 가공이 덜 된 식품을 먹으라고 하는 등 식생활의 중요성을 강조하는 것도 결국 먹는 음식이 건강과 직결된다고 보기 때문이다.

태아 시절에는 엄마가 섭취하는 영양분을 받아 몸을 만들고 태어난 후부터는 내 입을 통해 섭취하는 영양분으로 몸을 만들어 가는 것이다. 그리고 지금의 내 몸은 모체로부터 섭취한 음식물보다 살면서 내 입을 통해 섭취하는 음식물에 더 큰 영향을 받는다. 엄마 배 속에 있는 기간은 열 달이지만 이후 자신이 직접 음식을 먹는 기간은 수십 년에 이르고 이 음식을 이용해 끝없이 몸이 변화해왔기 때문이다. 따라서 선천적으로 아무리 좋은 기를 타고났어도 후천적으로 잘못된 음식을 먹고 엉망으로 생활하면 건강을 잃게 마련이고, 반대로 선천적으로 약한 기를 타고나도 후천적으로 잘 관리하면 얼마든지 건강하게 살아갈 수 있다.

앞서 선천적인 체질은 못 바꿔도 후천적인 체질은 바꿀 수 있다고 한 것도 선천적인 체질은 이미 결정된 것인 데 비해 후천적인 체질은 현재진행형이기 때문이다. 지금까지 내가 먹은 음식이 내 몸을 만들어온 것처럼 앞으로 먹을 음식이 미래의 내 몸을 만든다.

미각이 바뀐 지금이 식생활 바꿀 절호의 기회

  절식요법은 지금까지의 식생활 패턴을 파기하는 일종의 전환기가 되는 셈이다. 건강에 좋은 식품과 조리법을 아무리 강조해도 사람이 하루아침에 식생활을 바꾸기란 불가능에 가깝다. 습관화된 입맛 때문이다. 평소 짭짤한 맛을 즐기던 사람이 건강을 위해 이제부터 싱겁게 먹겠노라 결심했다고 하자. 결심한 초기에는 음식의 간도 싱겁게 하고 외식을 할 때도 이 음식이 너무 짜지 않나 의식하면서 조심하겠지만 스스로 자신의 미각을 거슬러가며 억지로 입맛을 바꾸기란 결코 쉽지 않다.

  생명까지 잃을지 모른다는 의사의 무시무시한 경고를 듣는다면 모를까 대개의 사람들은 미래의 건강보다는 당장의 미각을 충족시키는 쪽을 택하는 것이 보통이다. 의식적으로 미각을 바꾸려는 노력은 사람을 피곤하게 만들기 십상이고 결국 '얼마나 살겠다고 먹고 싶은 것을 못 먹고 사나' 하는 생각으로 이어지게 마련이다.

  이처럼 억지로 하려고 들면 힘들고 피곤하지만 몸이 저절로 해로운 음식을 거부하게 만들면 실천하기가 훨씬 수월해진다. 몸이 저절로 해로운 음식을 거부하도록 만드는 계기가 바로 절식요법이다. 절식요법을 하고 나면 미각이 바뀌기 때문에 이전의 잘못된 식습관과 단절한 채 얼마든지 식생활을 바꿔나갈 수 있다.

  그러므로 식이요법기까지 끝냈다고 해서 다시 이전처럼 먹고 마실 것이 아니라 바뀐 입맛을 기준으로 이제부터는 내 체질에 맞는 건강한 식생활을 실천하겠다는 결심을 해야 한다. 미각이 바뀐 지금이 이전까지의 잘못된 식생활을 바꿀 수 있는 절호의 기회다. 이제부터 무엇을 먹는지에 따라 내 몸과 체질이 달라지기 때문이다.

체질에 맞는 음식은 살찌지 않는다

체질에 맞아야 노폐물과 독소가 덜 쌓인다

"제가 밀가루 음식을 유독 좋아하는데 그럼 밀가루가 제 체질에 맞는 것 아닌가요?"

사람들이 흔히 오해하는 것이 내가 좋아하는 음식이면 내 몸이 원하는 것이고 그것이 곧 내 체질에도 맞는 음식이라고 생각하는 것이다. 그러나 이것은 미각이 정상적일 때의 얘기다. 습관화된 미각은 내 체질과 상관없이 자극적인 맛 때문에 특정 음식을 선호하게 만드는 경우가 많다. 라면을 좋아한다는 사람들 중에 라면만 먹고 나면 속이 쓰리거나 더부룩하다는 사람을 흔히 볼 수 있는데 이는 라면이 미각에는 맞지만 체질에는 맞지 않는다는 증거다.

  체질에 맞는 음식이란 내 미각을 충족시켜주는 음식이 아니라 내 몸의 기운을 바로잡아주는 음식이다. 예를 들면 양인 체질은 부교감신경보다 교감신경이 우위에 있기 때문에 소화기에 열이 많고 성격이 급하며 몸의 기가 상체 쪽으로 쏠리는 경향을 보인다. 몸이 건강할 때는 인체가 스스로 이런 불균형을 조절하지만 잘못된 식습관과 불규칙한 생활이 반복되면 몸의 균형이 깨져 질병에 걸릴 위험이 높아진다.

  즉, 체질에 맞지 않는 음식을 장기간 섭취하면 몸에서 소화흡수가 제대로 진행되지 않기 때문에 체질에 맞는 음식을 먹었을 때보다 더 많은 노폐물과 독소를 만들어낼 뿐 아니라 필요한 영양소도 제대로 공급할 수 없게 된다. 따라서 체질에 맞는 음식은 내 몸의 취약한 부분을 보완하고 지나치게 항진돼 있는 기운을 끌어내림으로써 몸의 균형을 맞춰주는 음식이다.

체질에 맞는다고 특정 식품만 섭취하지 마라

  그렇다면 체질에 맞는 음식은 왜 살이 찌지 않을까? 앞서 절식요법에 대해 다루면서 비만의 원인은 체지방 때문이 아니라 노폐물과 독소로 인해 지방세포가 뚱뚱해진 탓이라고 설명한 바 있다. 체질에 맞는 음식은 이 노폐물과 독소를 덜 만들어내므로 지방세포가 뚱뚱해질 가능성이 그만큼 낮은 것이다.

그러나 아무리 체질에 잘 맞는 음식이라고 해도 지나치게 특정 식품을 과식하거나 장기간 섭취하면 그 또한 건강을 해칠 수 있음을 명심해야 한다. 양인 체질이라고 해서 상체로 치솟는 열을 가라앉힐 목적으로 해산물류를 장복한다면 오히려 열을 너무 가라앉혀 몸의 균형이 깨질 수 있다.

타고난 양인 체질, 음인 체질이라고 해도 결국 현재의 체질을 만든 것은 지금까지의 식습관이다. 체질과 음식의 상관관계는 지금까지 내 체질에 맞지 않는 음식을 습관적으로 많이 먹지 않았는지를 돌아보고 앞으로 식생활을 바꾸기 위한 기초자료로 삼는 것이 좋다. 체질에 맞지 않는 음식으로 인해 더 많은 노폐물과 독소를 몸에 쌓아오고 있었다면 이는 반드시 바로잡아야 한다.

결국 체질에 맞는 음식이 살이 찌지 않는다는 것은 몸의 균형을 맞추는 수준에서 적당량을 섭취할 때의 얘기다. 이렇게 음식으로 몸의 균형을 맞추면 교감신경항진증으로 인한 비정상적인 식욕 또한 줄일 수 있다.

내 체질에 이로운 식품과 해로운 식품

	이로운 식품	해로운 식품
음인 체질	밀가루, 콩, 고구마, 율무, 땅콩, 현미, 율무, 쇠고기, 닭고기, 우유 및 유가공 식품, 밤, 잣, 호두, 땅콩, 은행, 호박, 무, 도라지, 더덕, 버섯, 고사리, 미역, 다시마, 김, 마, 해조류, 감 등	돼지고기, 보리, 메밀, 녹두, 팥, 상추, 생맥주 등
양인 체질	보리, 팥, 녹두, 메밀, 배추, 오이, 상추, 우엉, 호박, 가지, 생굴, 해삼, 멍게, 전복, 새우, 가재, 잉어, 돼지고기, 생맥주, 참외, 수박, 딸기, 토마토, 파인애플 등	닭고기, 염소고기, 파, 마늘, 고추, 생강, 후추, 꿀, 인삼, 우유 등

제철에,
내가 사는 땅에서 나는
식품이 최고의 체질식

건강한 음식이 건강한 체질을 만든다

 양인 체질과 음인 체질을 구분해 체질에 맞는 음식을 섭취하는 것보다 더 중요한 것은 건강한 음식을 섭취하는 것이다. 현재의 내 체질에 직접적인 영향을 미치는 것은 타고난 체질이 아니라 후천적인 체질이기 때문이다. 이 후천적인 체질을 결정짓는 것이 음식이라면 앞으로 건강한 체질을 갖기 위해서는 건강한 음식을 먹어야 하는 것이 당연하다.
 건강한 음식이라고 하면 영양가가 높은 식품, 유기농으로 재배된 식품 등을 떠올리겠지만 한마디로 정의하자면 자연의 기운을 가장 많이 담고 있는 식품이라고 할 수 있다. 그리고 자연의 기운이 담긴 식품이라면 두 가지 조건을 충족해야 한다. 첫째는 제철 식품이어야 하고, 둘째는 내가 사는 땅에서 나는 식품이어야 한다.

자연의 섭리를 거스르지 않는 식생활을 하라

먼저 제철 식품이 왜 건강한지부터 생각해보자. 하우스 재배와 수경 재배 등 재배 기술의 발달로 우리는 거의 계절에 상관없이 다양한 채소와 과일을 맛볼 수 있는 시대에 살고 있다. 그런데 이렇게 실내에서 재배된 농산물과 밭에서 비바람 맞고 햇볕 쪼여가며 자란 농산물의 영양가가 과연 같을까? 실내에서 재배된 채소와 과일이 모양새도 좋고 당도도 높은 경우가 많지만 비타민과 미네랄 등 영양소의 함유량은 노지에서 재배된 것에 뒤진다는 것은 이미 잘 알려진 사실이다.

계절에 맞춰 각기 다른 채소와 과일이 나는 것은 자연의 섭리다. 봄에 냉이, 쑥, 씀바귀 같은 쌉쌀한 나물류가 많이 나는 것은 겨우내 움츠렸던 몸에 기를 불어넣어주기 위함이고 여름에 수박, 참외, 오이처럼 수분이 많은 과일이 나는 것은 땀으로 배출되는 수분을 보충하기 위함이다. 또 가을에 밤, 호두 같은 견과류와 탄수화물이 많은 뿌리채소, 감이나 배처럼 당도 높은 과일이 풍성한 것은 겨울에 대비하기 위해 영양소를 충분히 저장해두라는 뜻이다. 가을철에 입맛이 유독 좋아지는 것도 에너지를 비축해두려는 자연의 섭리인 셈이다. 겨울에는 귤, 시금치, 미나리처럼 비타민과 무기질이 풍부한 먹을거리가 나는데 이는 모두 감기를 예방하고 떨어진 기운을 북돋는 데 효과적인 식품들이다.

따라서 제철에 나는 식품은 영양소도 풍부하지만 그 계절에 내 체질과 가장 잘 맞는 기운을 갖고 있는 식품이라고 할 수 있다. 노지에서 재배한 채소나 과일을 구하기 어렵다면 최소한 그 계절에 나는 재료만이라도 섭취하는 것이 내 체질을 더욱 건강하게 할 수 있는 방법이다. 이는 철마다 어획량이 달라지는 생선이나 해산물도 마찬가지다.

내가 사는 땅에서 나는 식품을 먹어야 하는 것도 제철 식품을 먹어야 하는 이유와 크게 다르지 않다. 땅에서 나는 것이든 바다에서 나는 것이든 모든 식물과 생물에는 기(氣)가 있게 마련이다. 이 기는 자연환경에 따라 각기 다른 성질을 띠는데 사람도 마찬가지다. 지역에 따라 특산물이 다르고 음식의 종류가 다르며 사람의 기질 또한 다른데 이는 바로 기의 차이에서 비롯된다. 우리나라의 배추씨앗을 외국에 심었을 때 똑같은 씨앗이라도 수분 함량이나 모양이 전혀 다른 배추가 생산되는 것도 땅의 기운이 다르기 때문이다.

내 기와 일치하는 음식이 최고의 체질식이다

따라서 내가 사는 땅에서 나는 식품을 먹는 것은 곧 내가 가진 기운과 일치하는 식재료를 먹는 것이고 이 기운이 일치할 때 사람은 음식으로부터 최고의 기를 얻을 수 있게 된다. 유럽에는 자기가 사는 지역으로부터 300킬로미터 이내에서 나는 식품을 먹는 것이 가장 좋다는 주장도 있지만 지역마다 특산물이 다른 우리나라에서 지나치게 가까운 지역의 음식만을 고집하다보면 음식을 고르게 섭취할 수 없다. 따라서 내가 사는 땅에서 나는 식재료라 함은 폭넓게 우리나라에서 나는 식재료라고 보면 된다.

아무리 도시에서 생활하고 문명의 이기에 둘러싸여 편리한 삶을 살아간다고 해도 인간은 결국 자연의 일부다. 자연의 섭리를 거스른 채 살아갈 수도 없지만 그 섭리에 맞지 않는 생활을 하다보면 필연적으로 몸과 마음에 병이 생긴다. 제철 식품보다 실내에서 재배한 식품과 가공식품을 많이 먹고 내가 사는 땅의 기운과 일치하지 않는 외국의 식재료를 자주 먹게 되면서 몸의 조화가 깨지고 비만 또한 늘고 있는 것이다.

기가 맞지 않는 음식은 곧 내 체질에 맞지 않는 음식이며 체질에 맞지 않는 음식을 장기간 섭취하면 몸에 노폐물과 독소가 쌓인다. 따라서 건강한 식생활이란 제철에, 내가 사는 땅에서 나는 식품을 먹는 것이다. 그리고 이처럼 내 체질에 잘 맞는 음식을 고루 섭취한다면 다소 많이 먹는다 해도 결코 살이 찌지 않는다. 내 몸에 꼭 필요한 영양소가 많기 때문에 소화흡수율이 높아 노폐물과 독소가 많이 발생하지 않는 까닭이다.

제철 재료라면 유기농을 고집할 필요는 없다

건강한 식생활을 위협하는 불안한 식재료

　건강한 식생활을 하고 싶어도 도통 믿고 먹을 만한 것이 없다며 푸념하는 사람이 많다. 농약 범벅이라는 채소, 화학 약품으로 익힌다는 과일, 항생제 투성이라는 생선과 고기, 게다가 어떤 가공과정을 거쳤는지 알 수 없는 외국산 농산물까지…. 잊을 만하면 불거지는 안전하지 않은 먹을거리에 대한 소식들을 접하다보면 직접 농사지어 먹지 않고는 건강한 식생활 자체가 불가능할 것 같은 무력감마저 느낀다.

　불안한 먹을거리들로 넘쳐나는 사회에서 그나마 우리를 안심시키는 것이 유기농 식품이다. 식재료를 구입할 때마다 친환경 마크를 꼼꼼히 확인하고 심지어 수입 식품을 구입하면서도 유기농 여부를 따지지만 유기농 식품이라고 해서 100% 안전하다고 믿는 소비자는 거의 없을 것이다. 정말 아무런 약품도 쓰지 않았는지, 가공까지 된 식품이라면 재배만 유기농법으로 했을 뿐 가공과정에서 어떤 후처리를 했는지 미덥지 못한 탓이다.

병충해에 강한 제철 재료라면 농약 걱정 덜 수 있다

그러나 제철 재료와 내가 사는 땅에서 나는 재료를 이용한다면 이와 같은 불안감을 훨씬 줄일 수 있다. 제철 재료는 병충해를 극복하는 힘이 강해서 굳이 유기농이 아니더라도 농약이나 화학비료를 적게 사용하고, 내가 사는 땅에서 나는 재료는 유통기간이 짧아 한결 신선한 것을 구입할 수 있기 때문이다.

제철 재료를 이용하기 위해서는 번거롭더라도 장을 자주 보는 것이 좋다. 사계절 내내 재배가 가능한 농산물이 넘쳐나는 시대라고 해도 장에 갈 때마다 가장 많이 나와 있는 것이 제철 재료일 가능성이 높다. 또 제철 재료라면 수입 농산물일 확률도 훨씬 낮으므로 장에 가기 전에, 그리고 식단을 짜기 전에 항상 지금 가장 많이 나는 제철 재료가 무엇인지 확인한다.

지나치게 깨끗한 것, 지나치게 때깔이 고운 것은 그 상태를 유지하기 위해 그만큼 많은 화학 처리를 했을 가능성이 높으므로 좀 시들고 벌레 먹고 때깔이 곱지 않더라도 화학 처리가 덜 됐을 법한 재료를 구입하는 것이 현명하다. 그리고 이왕이면 손질이 된 식재료보다 흙이 묻어 있는 채로 구입해 직접 손질하는 것이 안심하고 먹을 수 있는 방법이다.

생선류도 그 계절에 많이 잡히는 종류를 선택하는 것이 양식이 아닌 자연산일 확률이 높아 항생제의 위험을 낮출 수 있다. 부득이 양식어류를 섭취하거나 수은 등에 중독돼 있을 확률이 높은 생선의 내장 등을 섭취할 때는 섭취 횟수를 줄이는 것이 유해물질을 조금이나마 피할 수 있는 방법이다.

제철 재료라고 해도 누가, 어떤 과정을 거쳐 생산하는지 확인할 수 없는 이상 혹 묻어 있을지 모를 농약이나 화학약품을 깨끗하게 제거하는 것이 중요하다. 봄나물이나 채소류는 흐르는 물에 3번 이상 씻으면 잔류 농약의 60~70% 이상을 제거할 수 있고, 배추나 양배추 등은 겉잎을 벗겨내는 것이 안전하다. 상추나 깻잎은 맹물이나 소금물에 5~10분 담갔다가 한 장씩 흐르는 물에 씻어낸 후 마지막에 식초를 2~3방울 떨어뜨린 물에 헹궈내면 잔류 농약 제거는 물론 싱싱한 질감도 살릴 수 있다.

  이처럼 재료에 따라 깨끗하게 손질하는 법을 익혀두기만 하면 굳이 값비싼 유기농을 이용하지 않더라도 안전한 식생활을 하는 데 큰 도움이 된다. 그리고 유기농보다 중요한 것이 제철 재료의 풍부한 영양소와 자연의 기를 섭취하는 것이다. 이를 통해 면역력 강하고 기 순환이 원활한 체질이 되면 음식과 함께 유입되는 웬만한 유해 물질이나 독소는 충분히 해독할 수 있다.

가공식품 대신
발효식품을 섭취하라

영양소 없이 칼로리만 높은 가공식품을 멀리하라

건강한 식생활을 위해서는 가공식품도 되도록 섭취하지 말아야 한다. 특히 냉동가공식품이나 통조림, 가공한 훈제 식품은 다양한 식품첨가물이나 방부제 등 유해 물질이 함유돼 있을 가능성이 높고 식품 본래의 맛과 영양소가 떨어져 칼로리만 높지 정작 우리 몸에 필요한 영양은 제대로 섭취할 수 없는 경우가 대부분이다.

무엇보다 가공식품은 계절과 상관없이 아무 때나 먹을 수 있는데다 원재료의 출처가 불분명하거나 외국산인 경우가 많아 내가 사는 땅에서 나는 식재료가 품고 있는 자연의 기운을 섭취할 수 없기 때문에 건강한 식생활과는 거리가 멀어지게 한다.

가공 기술이나 교통이 발달하지 않아 제철 재료를, 그것도 근거리에서 생산되는 식품만을 먹을 수 있었던 시대와 현대 사회를 비교해보자. 의학 기술의 발달로 수명이 늘어나기는 했지만 현대인은 결코 과거 우리 조상들보다 건강하지 않다. 각종 통증과 무기력증에 시달리는 사람도 많고 무엇보다 비만 인구가 많다. 이런 현상은 어린이와 청소년층으로 내려가면 더 심각해진다. 키는 크되 체력은 강하지 않은 청소년이 부쩍 늘고 있고 청소년층의 비만화도 심각한 수준이다.

물론 과거에는 생활 반경도 좁고 사회도 복잡하지 않아 스트레스가 적었으며 지금보다 먹을 것은 부족하고 육체노동의 강도는 높았으니 당연히 비만 인구가 적었으리라고 추측하지만 그보다 더 중요한 문제는 음식이 달라진 것이다. 제철 음식 대신 가공식품이, 지역에서 나는 식품 대신 수입산 식품이 식탁에 오르는 횟수가 많아짐에 따라 사람들의 건강이 나빠진 것이다.

발효식품은 최고의 건강식품이자 면역식품

물론 과거에도 가공 기술이 없었던 것은 아니다. 그러나 우리 조상들이 식품을 저장하기 위해 사용한 가공 기술은 발효와 건조였다. 제철에 나는 생선을 말리거나 염장해 젓갈로 만들고 제철 채소를 이용해 각종 김치를 담갔으며 콩을 이용해서는 간장, 된장을 담가 먹은 것이다. 또 제철이 아니면 구하기 어려운 나물류와 채소류는 햇빛에 바짝 말려 두고두고 먹는 것이 가공 기술의 전부였다.

발효와 건조도 식품 고유의 맛과 영양소는 변질시키지만 대신 다른 맛과 영양소가 풍부해지기 때문에 칼로리만 높은데다 식품첨가물까지 함유된 현대적인 가공 기술과는 확연한 차이를 보인다.

특히 우리나라의 발효식품은 세계적으로도 알아주는 건강식품이다. 발효 과정에서 자연 발생적으로 활동을 시작하는 효소가 우리 몸의 소화를 돕고 필수영양소의 흡수율을 높인다는 사실이 이미 증명되었기 때문이다. 또 신체의 활력을 증가시키고 면역 기능까지 높인다는 사실이 알려지면서 발효식품은 최고의 건강식품이자 면역식품으로도 인정받고 있다. 일부에서는 염분 함량이 높다는 이유로 기피하지만 발효식품의 염분 함량이 문제되는 것은 어디까지나 정제염을 사용한 경우다. 옛날 우리 조상들은 천일염을 사용해 김치나 젓갈을 담가 먹었고 이처럼 천일염을 사용한 발효식품은 미네랄 함량이 높아 오히려 건강에 큰 도움이 된다.

  건조식품은 발효식품에 비하면 가공 이후 다양한 효능을 발휘하지는 못한다. 그러나 본래의 상태에서 수분만을 제거하는 가공법이기 때문에 제철 재료의 맛과 특징을 살릴 수 있고 영양소의 파괴가 적다. 무엇보다 비타민 D의 함유량이 증가한다는 것이 큰 장점으로 꼽힌다. 비타민 D는 햇빛에 바짝 말릴 때만 증가하는 영양소이므로 건조기 등을 이용해서는 얻을 수 없다.

  따라서 제철이 아닐 때는 냉동가공식품이나 통조림 등을 이용하는 대신 발효식품이나 건조식품을 이용하는 것이 좋다. 발효나 건조가 불가능한 식품이라면 가정에서 직접 냉동저장하는 것은 상관없다. 쑥이 한창인 계절에 쑥을 살짝 데쳐 냉동실에 넣어두거나 제철 딸기나 감을 냉동실에 얼렸다가 사철 내내 맛보면 영양소의 파괴도 적을 뿐 아니라 유해 물질을 걱정할 필요 없이 건강한 식생활을 할 수 있다.

조리법을 단순화해
재료 고유의 맛을 즐겨라

재료의 맛과 영양을 최대한 살려 조리하라

어떤 식품을 먹는가만큼 중요한 것이 어떻게 먹는가다. 제철에, 내가 사는 땅에서 나는 최고의 재료를 이용한다고 해도 조리 방법이 잘못되면 고유의 맛을 제대로 살릴 수 없을 뿐 아니라 영양소도 온전히 섭취할 수 없다. 또 아무리 영양가가 높은 재료라고 해도 주로 튀기거나 조미료를 첨가해 먹는다면 그 음식은 체질식이 아니라 오히려 체질을 망치는 독이 될 수 있다.

재료의 맛과 영양을 보존하기 위해서는 조리법이 단순해야 한다. 절식요법을 끝낸 후에는 양념 맛과 조미료 맛에 길들어 있던 입맛이 바뀌기 때문에 재료 고유의 맛을 살린 담백한 음식이 입에 잘 맞는다. 따라서 이 시기에 입맛을 완전히 바꿔놓는 것이 중요하다.

  조리법을 단순하게 한다고 해서 맛이 있든 없든 무조건 간편한 방법만을 추구하라는 뜻은 물론 아니다. 재료의 맛을 살리고 영양소를 파괴하지 않는 범위 내에서 최대한 맛있게 조리할 수 있는 방법을 찾는 것이 중요하다. 그래야 건강을 위해 맛없는 음식을 억지로 먹는다는 거부감 없이 평생 건강한 식단을 유지할 수 있다.

양념도 단순하게 하는 것이 좋다

  예를 들면 생선은 튀기는 것보다 굽거나 찌는 것이 영양소 파괴를 줄이고 기름이 산화되면서 유출되는 유해 물질의 섭취를 줄일 수 있는 방법이다. 나물이나 채소류는 볶는 것보다 끓는 물에 살짝 데쳐 간단한 양념에 무쳐내는 것이 좋고 생으로 먹을 수 있는 것이라면 되도록 샐러드나 쌈으로 먹는 것이 좋다. 물론 당근이나 토마토처럼 지용성 비타민을 섭취할 수 있는 식품이라면 기름에 살짝 볶아 먹는 것이 흡수율을 높이는 방법이다.

또 양념의 종류도 단순화할 필요가 있다. 양념류에는 파, 마늘, 생강, 고추 같은 건강식품이 즐비하지만 양념을 지나치게 많이 쓰면 재료의 맛을 즐길 수 없을 뿐 아니라 다시 자극적인 것을 선호하는 입맛으로 돌아갈 우려가 있다.

따라서 무슨 음식을 조리하든 무조건 기본 양념은 다 넣어야 한다는 고정관념에서 벗어나 향이 강한 나물류는 마늘은 뺀 채 참기름이나 들기름에 고춧가루, 소금만 살짝 넣어 버무려 먹는 식으로 양념 맛을 최대한 줄이는 것이 좋다. 마늘은 대표적인 건강식품이기는 하지만 5월경이 제철이어서 나머지 계절에는 묵은 마늘을 써야 하는 까닭이다.

국물요리를 할 때는 멸치와 다시마, 말린 새우, 조개 등을 이용하면 소금이나 간장을 조금만 넣어도 시원하고 구수한 맛을 낼 수 있고 간이 싱겁다고 생각되는 요리에는 소금이나 간장을 더 넣는 대신 레몬이나 식초, 참기름이나 들기름 등을 첨가하는 것이 염분 섭취량을 줄이는 방법이다.

특히 음식의 간은 반드시 정제염이 아닌 천일염으로 해야 한다. 가공과정을 거친 정제염은 미네랄은 거의 없이 염화나트륨만 98~99%가 함유돼 있는 반면 천일염, 그중에서도 우리나라 갯벌 염전에서 생산되는 천일염에는 염화나트륨 80%, 천연 미네랄 20%가 함유돼 있다. 이처럼 천연 미네랄이 풍부한 천일염을 섭취하면 좀 짜게 먹는다 해도 몸에 해가 되지 않는다. 오히려 미네랄 성분 가운데 마그네슘, 칼륨, 칼슘 등이 나트륨을 몸 밖으로 배출시키는 데 관여해 해로운 나트륨 성분을 줄여준다. 또한 충분한 미네랄 섭취로 전해질의 균형이 맞으면 섭취한 영양소가 원활하게 에너지로 바뀌기 때문에 비만을 방지하는데도 도움이 된다. 따라서 괴로움을 무릅쓰고라도 무조건 싱겁게 먹으려고 노력할 것이 아니라 입맛에 맞게 먹되 몸에 더 이로운 방법을 찾는 것이 현명하다.

또 조리법에 지나치게 강박관념을 가질 필요도 없다. 때로 튀김요리가 먹고 싶고 얼큰한 국물이 당긴다면 먹는 것이 자연스럽다. 먹고 싶은 것을 억지로 참을 필요는 없다는 뜻이다. 너무 자주만 아니라면 먹고 싶은 것을 먹고 사는 것이 오히려 정신 건강에 이롭다. 건강한 식생활은 무엇은 먹고 무엇은 절대 먹으면 안 되고 하는 식으로 식생활을 지나치게 구속하는 것이 아니라 최대한 신선하고 영양소 풍부한 재료를 그대로 살리는 방법으로 먹도록 노력하는 것이다.

계절별 제철 재료

	채소	해산물	과일
봄	감자, 고비, 고사리, 근대, 냉이, 달래, 당근, 더덕, 도라지, 돌나물, 두릅, 마늘, 마늘종, 머위, 미나리, 봄동, 부추, 비름나물, 산나물, 상추, 순무, 쑥, 쑥갓, 씀바귀, 시금치, 아욱, 양배추, 양파, 완두콩, 유채, 원추리, 죽순, 쪽파, 취나물	가오리, 가자미, 갈치, 갑오징어, 금태, 도다리, 도미, 대합, 대게, 멍게, 물미역, 바지락, 방어, 뱅어, 병어, 삼치, 숭어, 주꾸미, 참조기, 키조개, 톳, 파래, 해삼, 황태	딸기, 방울토마토
여름	가지, 감자, 곰취, 깻잎, 노각, 단호박, 박, 산마늘, 아욱, 양상추, 애호박, 연근, 열무, 오이, 옥수수, 우엉, 토마토, 풋고추, 풋콩	갑오징어, 놀래미, 농어, 도미, 문어, 민어, 붕어, 성게, 장어, 오징어, 전복	매실, 버찌, 복숭아, 산딸기, 살구, 수박, 앵두, 오디, 자두, 참외, 포도
가을	고구마, 고구마줄기, 고추, 느타리버섯, 늙은호박, 당근, 대파, 마, 무, 배추, 버섯, 생강, 송이, 연근, 찹쌀, 총각무, 토란, 토란줄기, 파, 팥, 피마자, 표고, 흑임자	갈치, 고등어, 광어, 꼬막, 꽁치, 꽃게, 도루묵, 미꾸라지, 소라, 새우, 우럭, 연어, 정어리, 참게, 해파리	감, 다래, 대추, 모과, 무화과, 머루, 밤, 배, 사과, 석류, 유자, 은행, 잣, 호두
겨울	갓, 겨우살이 미나리, 브로콜리, 시금치, 콜리플라워, 파프리카	굴, 김, 낙지, 다시마, 동태, 대구, 매생이, 복어, 생태, 아구, 양미리, 참돔, 방어, 참소라, 홍합	귤

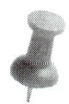

체질식이요법 실천 노하우

■ 제철 재료, 특히 하우스 재배보다 노지에서 자란 채소나 과일을 선택하라.

■ 내가 사는 땅에서 나는 작물이 내 체질에 맞으므로 수입산보다 국산을 구입하라.

■ 장보기에 앞서 제철 재료를 이용한 식단을 짜고 식단에 맞춰 장을 보라.

■ 제철 재료는 병충해에 강해 농약을 많이 쓰지 않으므로 꼭 유기농을 구입하지 않아도 된다.

■ 음식의 간은 정제염이 아닌 천일염으로 하라. 특히 미네랄 함량이 높은 국내산 천일염이 좋다.

■ 제철 재료의 맛과 영양을 보존하려면 손질을 많이 하지 말고 조리도 간단하게 하라.

■ 냉동가공식품, 통조림, 훈제가공식품 등을 피하고 효소가 풍부한 우리나라의 발효식품을 섭취하라.

살찌지 않는 체질로 바꿔주는 일주일 체질 식단

봄

	아침	점심	저녁
월요일	완두콩밥(쌀8:완두콩2), 냉이된장국, 양파장아찌, 김치	보리밥(쌀3:보리7), 대합탕, 봄동겉절이, 마늘종볶음, 김치	현미밥, 아욱된장국, 더덕구이, 삼치구이, 냉이무침
화요일	현미밥, 황태콩나물국, 씀바귀김치	보리밥(쌀3:보리7), 도다리쑥국, 도라지나물, 돌나물물김치	현미밥, 감자국, 주꾸미볶음, 미나리초무침
수요일	황태죽, 두릅초회, 부추김치	현미밥, 봄동된장국, 죽순무침, 뱅어포구이	멍게비빔밥, 대합탕, 봄채소돼지고기볶음, 달래무침
목요일	마파두부덮밥, 봄동된장국	완두콩밥(쌀8:완두콩2), 쇠고기채소볶음, 봄나물샐러드, 씀바귀김치	현미밥, 참조기매운탕, 양배추찜, 돌나물김치
금요일	대합죽, 맑은콩나물국, 씀바귀김치	보리밥(쌀3:보리7), 병어감자조림, 상추·쑥갓쌈	현미밥, 머위들깨탕, 황태찜, 취나물, 물미역초회
토요일	오므라이스, 냉이조개국, 파래무침	곤드레밥, 순무김치, 달걀찜	현미밥, 대게탕, 쪽파강회, 가자미조림
일요일	현미밥, 쑥국, 두릅초무침, 고사리나물	봄채소비빔밥, 냉이된장국	감자밥, 근대조갯국, 갑오징어마늘종볶음, 시금치나물

제철 재료를 이용해 간단한 조리법으로 만든 음식은 칼로리를 따지지 않고 먹어도 살찔 걱정이 없을 뿐 아니라 건강하고 활력 넘치는 체질을 만들어준다. 제철 식단을 기준으로 각 계절에 맞는 식재료를 다양하게 활용하면 보약이 필요 없는 건강한 식생활을 유지해나갈 수 있다.

여름

	아침	점심	저녁
월요일	옥수수빵, 단호박수프, 토마토양상추샐러드	보리밥, 오이냉국, 곰취·깻잎쌈	성게비빔밥, 열무물김치
화요일	단호박죽, 양상추샐러드, 노각무침	현미밥, 아욱국, 가지볶음, 양상추토마토샐러드	오징어덮밥, 오이소박이
수요일	현미밥, 오징어찌개, 우엉볶음, 깻잎찜	장어덮밥, 맑은된장국, 열무김치	보리밥, 도미찜, 고춧잎나물, 애호박마른새우볶음
목요일	쌀밥, 쇠고기카레, 곰취나물, 오이겉절이	토마토소스스파게티, 오이피클	현미밥, 계란탕, 갑오징어볶음, 양상추옥수수샐러드
금요일	아욱죽, 열무물김치	오징어물회와 소면, 오이소박이	현미밥, 된장찌개, 놀래미구이, 노각무침
토요일	전복죽, 가지냉국, 연근조림	감자옹심이, 애호박나물, 오이깻잎물김치	현미밥, 감자국, 문어초회, 열무김치
일요일	영양밥, 아욱국, 깻잎김치	메밀국수, 열무김치	삼계탕, 오이겉절이

가을

	아침	점심	저녁
월요일	현미밥, 토란들깨탕, 꽁치구이, 총각김치	현미밥, 추어탕, 파김치	찰밥, 쇠고기무국, 고구마줄기볶음, 배추겉절이
화요일	버섯죽, 잣호두멸치볶음, 배추김치	회덮밥, 맑은된장국	현미밥, 배추된장국, 연어구이, 간장게장, 깍두기
수요일	새우볶음밥, 콩나물국, 고추초절임	보리밥, 꽃게탕, 버섯볶음, 총각김치	현미밥, 육개장, 꽁치구이, 총각김치
목요일	흑임자죽, 배추겉절이	현미밥, 버섯들깨탕, 꼬막채소무침, 깍두기	콩밥, 갈치무조림, 버섯볶음, 총각김치
금요일	송이덮밥, 콩나물국, 고구마줄기볶음	보리밥, 고등어조림, 백김치	현미밥, 쇠고기버섯전골, 견과류조림, 총각김치
토요일	팥밥, 새우탕, 연근조림, 깍두기	무밥, 맑은된장국, 연어조림, 총각김치	현미밥, 쇠고기무국, 해파리냉채, 파김치
일요일	버섯채소죽, 검은콩조림, 배추겉절이	현미밥, 도루묵찌개, 총각김치	호박범벅, 배추물김치

겨울

	아 침	점 심	저 녁
월요일	팥찰밥, 맑은된장국, 나박김치	현미밥, 홍합탕, 미나리강회, 갓김치	현미밥, 생태탕, 시금치나물, 동치미
화요일	참소라죽, 파프리카양상추샐러드, 동치미	보리밥, 양미리조림, 다시마쌈	현미밥, 굴무국, 김구이, 갓김치
수요일	현미밥, 청국장, 낙지볶음, 김무침, 총각김치	떡국, 새우브로콜리샐러드, 배추김치	현미밥, 우거지된장국, 삼겹살두부김치
목요일	매생이굴국밥, 갓김치	현미밥, 아구찜, 콜리플라워피클, 동치미	보리밥, 시금치된장국, 참소라구이, 총각김치
금요일	호밀빵, 브로콜리수프, 파프리카양상추샐러드	콩밥, 대구탕, 쇠고기브로콜리볶음, 갓김치	현미밥, 순두부찌개, 생굴무침, 동치미
토요일	매생이죽, 갓김치	김밥, 콩나물국, 나박김치	현미밥, 동태찌개, 미나리전, 갓김치
일요일	굴밥, 맑은된장국, 동치미	보리밥, 홍합미나리찜, 김구이, 동치미	현미밥, 복어지리, 두부브로콜리샐러드, 갓김치

Part 6

체질 성형 3단계

바뀐 체질로 병 안 걸리고 사는 생활치료요법

먹는 대로 살찌고 병까지 들게 만든 체질을 바꿔서 새롭게 몸을 만들었다면 이제 다시 예전으로 돌아가지 않도록 체질 성형을 완성해야 한다. 간단하지만 중요한 몇 가지 생활습관만으로 몸이 보내는 신호를 감지해 정상적인 생체리듬을 유지하는 일종의 자정능력을 갖추게 된다. 먹는 것이 절반이라면 잠자기, 움직이기, 휴식하기, 생각하기 등의 생활요법이 나머지를 좌우한다.

생활을 바꿔야
체질 성형이 완성된다

자율신경의 균형을 잡아주는 생활치료

 절식요법으로 몸을 정화한 후 건강한 식생활을 통해 체질을 바꿔나가고 있다면 마지막으로 바꿔야 할 것이 생활습관이다. 내 몸을 만드는 기본 원료가 매일 먹는 음식이라면 건강한 생활습관은 내 몸의 자율신경이 다시 균형을 잃지 않도록 잡아준다. 이를테면 오염된 강물의 바닥에서 오염 물질을 말끔히 제거하는 과정이 절식요법이었다면 체질식이요법은 상류에서부터 깨끗한 물을 흘려보내려는 노력인 셈이고 생활치료요법은 강 속의 수초와 자갈들이 제 기능을 할 수 있도록 강의 자정 능력을 회복시키는 과정이라고 할 수 있다.

이 세 가지 과정 가운데 하나라도 빠지거나 소홀히 하면 강이 제대로 정화되지 못하듯 체질 성형 역시 마찬가지다. 몸의 노폐물을 아무리 깨끗이 제거하고 영양가 높은 제철 재료로 식단을 구성해도 식사습관이 불규칙하거나 날마다 술 담배에 찌들어 산다면 체질이 바뀌기는커녕 건강만 나빠질 것이기 때문이다.

따라서 그동안 내 체질을 병들게 하고 살찌는 체질로 만들었던 생활을 바꿔야 비로소 체질 성형이 완성되는 것이다.

몸이 보내는 신호를 무시하면 체질이 망가진다

생활습관이라고 하면 엄격한 규칙 아래 절제된 생활을 강요하는 뭔가를 떠올리는 사람이 많을 것이다. 그러나 생활습관이란 사실 그리 특별한 것이 아니다. 아침이면 일어나 활동을 시작하고 때맞춰 식사하며 피곤하면 쉬고 밤이 되면 다시 잠드는 생활을 반복하는 우리의 일상이 바로 생활습관이다.

그렇다면 모든 인간은 왜 이처럼 똑같은 일상을 반복하며 살아갈까? 이것이 우리의 생명 현상이자 생리적 구조이기 때문이다. 즉, 아침이면 자연스럽게 눈이 떠지고 밤이면 졸음이 밀려오는 것, 몸을 움직이거나 쉬고 싶다는 생각, 뭔가를 먹고 싶다는 욕구에 이르기까지 우리가 일상적으로 반복하는 행동은 모두 생명을 유지하기 위해 꼭 필요하기 때문에 우리 몸이 보내는 신호라고 할 수 있다.

결국 건강한 생활습관은 내 몸이 보내는 신호에 잘 따라주는 것이다. 이 신호를 잘 따르면 교감신경이 불필요하게 항진되는 일도 없고 비정상적인 식욕에 시달릴 염려도 없으며 건강이 나빠질 가능성도 확실히 낮아진다.

그런데 실제 우리의 일상은 어떤가? 몸이 자야 한다고 아무리 신호를 보내도 정신을 억지로 각성시켜가며 밤에 깨어 있는가 하면 몸을 움직이라는 신호로 몸 이곳저곳이 결려도 이런저런 핑계로 좀처럼 움직이려들지 않는 경우가 대부분이다. 이렇게 몸이 보내는 신호를 자꾸 무시하면 생체리듬이 깨진다. 몸이 원래의 리듬을 잃어버리는 것이다. 생체리듬을 얘기하면 틀림없이 이렇게 말하는 사람이 있다.

"늦게 자고 늦게 일어나는 게 워낙 습관이 돼서 이젠 일찍 자려고 해도 잠이 오지 않아요."

그러나 이것은 오랫동안 생체리듬을 망가뜨린 채 살아온 결과일 뿐 결코 몸이 원하는 환경이 아니다. 생체리듬을 거스를 때마나 몸은 스트레스를 받아 끊임없이 교감신경을 항진시켰을 것이다. 그때마다 먹는 것으로 교감신경의 긴장을 풀어주었다면 살찌는 체질이 돼 있을 것이고 그조차 하지 않았다면 건강이 많이 나빠져 있을 것이다.

지금 당장은 별다른 이상을 느끼지 못한다고 해도 나이가 들면 생체리듬에 맞춰 살아온 사람보다 더 빨리, 그리고 더 심하게 건강이 망가지거나 노화현상이 시작될 가능성이 높다. 어느 누구도 생명의 본질을 거스른 채 살아갈 수는 없기 때문이다.

생활치료의 핵심은 생명의 본질에 맞게 생활하는 것

생활치료는 이처럼 몸의 신호를 반복적으로 무시함으로써 깨진 생체리듬을 정상으로 되돌리려는 것이다. 처음에는 생활습관을 바꾸는 것이 결코 쉽지 않다. 오랫동안 몸에 밴 탓에 의식적으로 바꾸려고 노력해도 몸이 말을 듣지 않기 때문이다. 그러나 우리 몸은 결국 생명을 이롭게 하는 방향으로 돌아가게 돼 있다. 생체리듬에 맞지 않는 습관보다는 생체리듬에 맞는 습관에 더 빨리 적응한다.

어쩌면 평소 충분히 규칙적인 생활을 하고 있기 때문에 특별히 바꿀 만한 생활습관이 없다고 주장하는 이들이 있을지도 모른다. 일찍 자고 일찍 일어나는데다 시간 맞춰 식사하고 술 담배를 멀리하며 운동도 꾸준히 하면서 살아가는 사람들일 것이다. 그런데 이처럼 생활만 규칙적이면 정말 아무런 문제가 없을까?

생활은 규칙적인데 일상에서 받는 스트레스가 너무 크거나 휴식을 제대로 취하지 못해 늘 피곤에 찌들어 있다면 이 또한 몸에는 치명적이다. 교감신경을 긴장시킨 상태로 살아가는 셈이기 때문이다.

따라서 진정한 의미의 생활치료란 외형적인 생활습관만을 바꾸는 것이 아니다. 단순히 규칙적인 생활을 하는 것만이 아니라 생명의 본질에 맞는 생활을 하라는 것이다. 일찍 자고 일찍 일어나면 몸이 개운해지는 것, 공기 좋은 곳에 가면 머리가 맑아지고 절로 심호흡이 되는 것, 걱정 근심이 해결되고 나면 날아갈 듯 기분이 좋아지는 것 등은 모두 이런 상태가 생명의 본질에 맞기 때문에 내 몸이 보이는 반응들이다.

해 뜰 때 일어나고
해 지면 잠들어라

밤에 활동하면 식욕만 왕성해진다

 비만 때문에 병원을 찾는 환자들을 보면 몇 가지 공통점을 발견할 수 있다. 가장 대표적인 것이 극심한 스트레스에 시달린다는 것과 제시간에 수면을 취하지 못한다는 것이다. 일 때문에 낮밤을 바꿔 생활하거나 야근을 습관적으로 하는 사람이 많고 거의 날마다 밤늦도록 술자리를 갖는 사람도 상당히 많다.
 이렇게 밤늦도록 깨어 있으면 식욕은 더 왕성해질 수밖에 없다. 쉬어야 할 시간에 활동을 하니 에너지를 만들어내기 위해 자꾸 식욕중추를 자극하는 것이다. 그러나 우리 몸은 밤이 되면 소화흡수율이 낮아지고 지방을 분해하는 능력도 떨어진다. 밤은 활동하는 시간이 아니라 쉬어야 하는 시간이기 때문에 소화흡수 기능이나 지방 분해 능력이 낮만큼 필요치 않다. 밤늦게 먹는 음식이 건강에 해롭고 살찌기도 쉽다고 하는 것은 이 때문이다.

많은 사람이 잘못 알고 있는 상식 중 하나가 음식을 먹은 후 바로 잠들면 살이 찌고 소화가 충분히 된 다음인 3시간 후에 잠들면 괜찮다고 믿는 것이다. 그래서 밤 10시, 11시에 잔뜩 과식하고는 3시간을 기다렸다 잠자리에 들거나 아예 새벽까지 놀고 난 후 '이 정도 깨어 있었으니 아까 먹은 것은 다 에너지로 쓰였겠지'라며 안심한다.

정말 이처럼 먹은 양만큼 활동만 충분히 해주면 살이 찌지 않을까? 얼마나 먹고 얼마나 많이 움직였는가 하는 기계적인 계산보다 더 중요한 것은 생체리듬이 깨진다는 사실이다. 식욕중추가 자극되어서는 안 될 시간에 자꾸 식욕중추가 자극되도록 만들면 나중에는 습관적으로 그 시간만 되면 식욕이 생긴다. 야식을 자주 하던 사람이 좀처럼 그 습관을 끊을 수 없는 것은 의지가 약해서가 아니라 잘못된 생체리듬으로 인해 몸이 식욕중추를 끊임없이 자극하기 때문이다.

'얼마나' 보다 '언제' 자느냐가 중요하다

이렇게 밤늦도록 잠을 자지 않고 생활하는 사람일수록 아침에 늦잠을 자게 마련이다. 그러고는 '새벽 4시에 잠들기는 했지만 11시까지는 잤으니 그래도 7시간은 잤다'고 생각한다. 또 낮에 졸리고 피곤하면 '7시간이나 잤는데도 왜 이렇게 졸리지?' 라며 의아해한다.

그러나 생체리듬을 생각한다면 이런 의문은 간단히 해결된다. 한마디로 생체리듬에 맞지 않는 수면을 취한 것이다. 우리 몸의 자율신경은 낮에는 교감신경이 항진되었다가 밤에는 부교감신경이 항진되는 식으로 일정한 리듬에 따라 움직인다. 교감신경이 항진되면 혈압이 오르면서 혈류량이 늘어나 활동적인 몸으로 변하고 반대로 부교감신경이 항진되면 혈압이 떨어지면서 혈관이 이완돼 쉬고 싶다는 생각이 드는 것이다.

같은 7시간을 잔다고 해도 몸이 이완된 상태에서 자는 것과 몸이 긴장된 상태에서 자는 것은 수면의 질이 다르다. 밤 10시부터 새벽 5시까지 자는 사람은 저절로 눈이 떠지면서 개운한 아침을 맞는 반면 새벽에 잠들어 오전에 일어나는 사람은 자도 잔 것 같지 않은 무거운 몸으로 하루를 시작하게 된다.

그리고 이런 생활이 습관이 되면 자율신경의 조절 능력이 떨어지면서 생체리듬이 깨진다. 생체리듬이 순조롭지 못하면 자연히 대사 기능도 떨어져 노폐물과 독소가 쌓이고 이는 필연적으로 비만으로 연결된다. 잠만 잘 자도 살이 찔 확률이 낮아지는 셈이다.

밤에 자고 아침에 일어나는 것은 자연의 섭리

그렇다면 언제, 얼마나 자야 생체리듬에 맞는 수면을 취하는 것일까? 먹는 것도 그렇지만 수면 시간도 자연의 섭리를 따르는 것이 최선이다. 해가 질 때 잠들어 해가 뜰 때 일어나는 것이다. 실제 우리 몸을 잠들게 하고 깨어나게 하는 호르몬도 자연의 섭리에 따라 활동한다.

사람이 잠들기 위해서는 멜라토닌이라는 호르몬이 필요하다. 이 멜라토닌은 빛의 양에 민감하게 반응한다. 빛의 양이 줄어들수록 멜라토닌의 분비량이 증가하고 빛의 양이 증가하면 반대로 멜라토닌의 분비가 억제된다. 이로 인해 해가 지는 밤이면 멜라토닌이 분비되면서 졸음이 밀려오고 해가 뜨는 아침이면 멜라토닌의 양이 줄어들면서 자연스럽게 몸이 깨어나는 것이다. 밤이라도 전등을 켜놓은 채 환한 곳에서 자고나면 몸이 개운치 않은 것은 멜라토닌이 충분히 분비되지 않은 상태에서 잠을 잤기 때문이다.

따라서 해 질 때 잠들어 해 뜰 때 일어나는 것이 자연의 섭리에 순응하는 것일 뿐 아니라 생체리듬에도 가장 잘 맞는 수면 습관이다. 그러나 복잡한 세상을 사는 현대인이 이 수면 습관을 지키기란 불가능하다.

그럼에도 해 질 때 자고 해 뜰 때 일어나라고 강조하는 것은 최대한 내 생체리듬에 맞춰 수면을 취하라는 뜻이다. 밤 10시쯤 잠들어 아침 6시쯤 일어나는 것이 가장 좋지만 이것이 불가능하다면 늦어도 밤 12시 이전에는 자고 아침 7시쯤에는 일어나도록 노력해야 한다. 수면 시간은 개인차가 있지만 기분 좋은 상태에서 저절로 눈이 떠질 때까지 자는 것이 적당하다.

아침에 기분 좋게 잠에서 깨어나면 교감신경이 서서히 항진되면서 몸에 활력이 솟고 하루를 활기차게 보낼 수 있지만 미처 잠에서 깨어나기도 전에 알람소리 때문에 억지로 눈을 뜨면 교감신경이 순간적으로 급격히 항진되면서 심장이 두근거리고 짜증이 치솟게 마련이다. 수면 습관을 바로잡는 것은 비만을 예방하고 건강을 지키는 방법이기도 하지만 안정적이고 활력 있는 일상을 위해서도 반드시 필요하다.

기분 좋게 먹으면
살찌지 않는다

식욕은 인간의 본능이다

'먹으면 안 되는데…. 이게 도대체 몇 칼로리야.'

다이어트에 집착하는 사람일수록 식사시간이 괴롭다. 눈앞의 음식을 먹어서는 안 된다는 의식과 먹고 싶다는 본능 사이에서 늘 갈등하기 때문이다. 대개는 본능을 참지 못한 채 식욕 앞에 굴복하고 마는데 그러고나서는 또 '몇 kg이나 늘었을까' 두려워하며 자책감에 시달리곤 한다.

그러나 식욕은 인간의 참을 수 없는 본능이다. 본능은 반드시 충족되어야 하는 기본적인 욕구이기 때문에 충족되지 못하면 욕구불만이 생긴다. 채우지 못한 욕구로 매사 짜증스럽고 불안하고 우울해진다. 그러다 욕구불만이 한계에 달하면 충동적으로 풀어버리는 경우도 드물지 않다. 폭식을 하는 것이다.

증세가 심해지면 먹을 때는 미친 듯이 먹었다가 먹은 후 후회하면서 토하고 다시 식사량을 극도로 제한했다가 폭식을 반복하는 식이장애가 생길 수 있다. 식이장애는 먹고 싶은 본능과 먹지 말아야 한다는 이성 사이에 심한 괴리가 생겼을 때 발생한다. 생명의 본질은 규칙적으로 음식을 먹어 몸과 마음을 편안하게 해주고 싶어하는데 이것을 의식적으로 거스르니 마침내 식사를 조절하는 기능에 장애가 생기는 것이다.

물론 식이장애는 다이어트의 극단적인 부작용이다. 그러나 살을 빼고 싶어하는 사람들이 음식을 대하는 감정은 식이장애환자와 크게 다르지 않다. 음식을 대하는 감정이 자연스럽지 않은 것이다. 보통의 사람들은 음식을 먹는 것으로 신체 활동에 필요한 에너지를 보충하고 마음의 안정도 얻은 후 자연스럽게 다른 활동을 하지만 음식을 대하는 감정이 복잡하면 먹는 행위를 통해서는 더 이상 마음의 안정을 얻을 수 없게 된다.

다이어트에 집착할수록 더 음식 생각이 나고 먹고 싶은 욕구가 더 강렬해지는 것은 식욕을 제대로 충족시키지 못해서이기도 하지만 정신적으로도 심한 결핍감을 느끼기 때문이다.

세끼 식사를 규칙적으로 기분 좋게 하라

살은 음식량을 줄여서가 아니라 식욕을 부르는 생리적 구조를 바꿈으로써만 뺄 수 있고 감량된 체중도 유지할 수 있다고 했다. 따라서 음식을 먹는 행위 자체가 스트레스가 되지 않도록 해야 한다. 기분 좋게 먹어야 식욕을 부르는 스트레스를 예방할 수 있고 정신적 만족감을 얻어 음식에 대한 집착도 끊을 수 있다.

먼저 음식을 대하는 마음부터 바꿔야 한다. '많이 먹으면 안 돼' 또는 '칼로리가 얼마나 되지' 하는 염려는 접어둔 채 맛을 음미하고 색깔을 즐기며 기분 좋게 식사한다. 이렇게 행복한 마음으로 음식을 먹으면 욕구불만이 생기지 않기 때문에 몸에 필요한 에너지만 충족되면 자연스럽게 포만중추가 자극돼 적당한 선에서 식사를 끝낼 수 있다.

또 세끼 식사를 규칙적으로 하는 것이 중요하다. 규칙적이란 배가 고프든 고프지 않든 정해진 시간에 식사를 해야 한다는 뜻이다. 다이어트를 하는 사람들이 흔히 저지르는 실수가 배가 고플 때까지 먹지 않고 버티다가 더 이상 견딜 수 없는 지경에 이르러서야 식사를 하는 것이다. 이렇게 되면 먹는 양도 많아질 뿐 아니라 몸에서 더 많은 에너지를 비축해두려고 하기 때문에 체지방이 쉽게 쌓이는 체질이 된다.

　세끼 식사를 규칙적으로 하는 것은 몸을 불안하게 만들지 않음으로써 불필요한 지방의 축적을 막으려는 것이다. 사람도 수입이 불안정하면 최대한 소비를 하지 않으려고 드는 것처럼 우리 몸도 먹는 시간과 양이 불안정하면 소비보다 저장량을 늘린다. 이를테면 규칙적인 식사는 안정적인 수입원과 같은 역할을 하는 셈이다. 앞날을 예측할 수 있으니 필요한 곳에 필요한 만큼 쓰고 적당량을 저장하는 안정적인 생체리듬을 갖게 되는 것이다.

　따라서 다이어트를 위해 저녁을 굶는 것도 결코 현명하지 못하다. 다음날 먹는 양에서 더 많은 지방을 저장하는 결과를 낳기 때문이다. 물론 저녁을 굶으면 체중은 줄겠지만 배고픈 고통에 비하면 효과가 떨어진다는 뜻이다.

　결국 세끼 식사를 규칙적으로, 그리고 기분 좋게 하는 것이 살찌는 체질을 살찌지 않는 체질로 바꿀 수 있는 유일한 길이다. 이것은 원래 인간이 가진 자연스러운 식사습관이기도 하다. 최고의 다이어트 역시 우리 몸의 생리적 구조, 즉 생명의 본질을 거스르지 않는 것이다.

어부의 낚시와
낚시 마니아의 낚시는
차원이 다르다

기분이 좋아야 몸도 덜 상한다

 아침에 기분 좋게 일어나 기분 좋게 식사하고 하루를 좋은 기분으로 지낼 수 있다면 살찔 걱정은 크게 할 필요가 없다. 비정상적인 식욕을 부르는 스트레스에 노출될 가능성이 줄어드는데다 대사 기능까지 원활해 에너지 대사도 잘되고 노폐물도 덜 쌓이기 때문이다.
 이런 이유로 기분 좋게 사는 것이 중요하다고 하면 흔히들 이렇게 말한다.
 "기분 좋을 일이 있어야 기분 좋게 살지."

맞는 말이기는 하다. 사회생활이 온통 스트레스의 연속이고 하루하루가 걱정 근심으로 가득 차 있는데 기분 좋게 사는 것이 어떻게 가능하겠는가.

그러나 다시 생각해보자. 기분 좋게 사는 문제를 이처럼 외부의 조건에서 찾으면 세상 누구도 행복해질 수 없다. 외부의 조건은 스스로 통제하거나 조절할 수 없기 때문이다. 인간은 감정의 동물이어서 스트레스를 완벽하게 차단한 채 영원히 기분 좋은 상태로 살 수는 없지만 가능한 한 스트레스를 덜 받고 기분 좋게 살려고 노력할 수는 있다. 다시 말해 '기분 좋을 일이 있어야 기분이 좋아지는 것'이 아니라 '스스로 기분 좋아지려고 노력하는 것'이 중요하다는 뜻이다.

낚시를 하는 두 사람이 있다고 하자. 한 사람은 고기를 잡아 생계를 유지하는 어부고 또 한 사람은 취미로 낚시를 즐기는 낚시꾼이다. 둘 다 똑같이 고기를 잡고 있지만 두 사람의 몸에서는 전혀 다른 반응이 일어난다. 어부의 몸에서는 교감신경이 항진되면서 스트레스 호르몬인 아드레날린이 분비되지만 낚시꾼의 몸에서는 부교감신경이 항진되면서 기분을 좋게 만드는 엔도르핀과 세로토닌이 분비되는 것이다.

왜 이처럼 다른 반응이 일어나는 것일까? 낚시를 대하는 마음

가짐이 다르기 때문이다. 낚시가 어부에게는 '힘겨운 노동'인 반면 낚시꾼에게는 '즐거운 레저'인 것이다. 상황에 쫓겨 억지로 하는 것과 스스로 하고 싶어서 하는 것의 차이이자 그 상황을 즐기느냐 못 즐기느냐의 차이라고 할 수 있다.

결국 나를 기분 좋게 할 수 있는 것은 주변의 환경도, 사람도 아닌 바로 나 자신이다. 취미로 낚시를 즐기는 사람이라고 해도 스스로 어떤 마음을 먹는지에 따라 몸의 반응은 또 달라진다. 고기가 잘 잡히지 않을 때 '그럴 수도 있지 뭐' 하며 느긋한 사람이 있는가 하면 '오늘은 왜 이리 안 잡혀?' 하며 짜증스러워하는 사람도 있다. 기분 좋게 그 순간을 즐기면 스트레스 해소에 도움이 되지만 화내고 짜증 내면 스트레스가 해소되기는커녕 몸만 상하는 결과가 되기 십상이다.

나만의 기분전환법을 개발하라

아마 우리 몸이 유리처럼 투명해서 화내고 짜증 낼 때마다 혈관이 수축되면서 심장 박동이 빨라지고 스트레스 호르몬이 마구 분비되는 상태를 눈으로 확인할 수 있다면 지금처럼 기분을 엉망으로 만든 채 살아갈 사람은 별로 없을 것이다. 따라서 비록

눈으로 확인할 수는 없어도 내 생각과 감정에 따라 내 몸 안에서 일어나는 반응을 늘 생각하며 살아야 한다. 분노와 짜증이 마구 치솟을 때 '아, 이러다 내 몸만 상하지' 하며 스스로 기분을 바꾸려고 노력하면 정말 기분이 바뀌고 몸도 덜 상한다.

그렇다면 어떻게 하는 것이 내 몸을 상하지 않게 하면서 기분 좋게 살아가는 방법일까? 순간순간의 감정을 다스리고 조절하면 된다. 낚시를 할 때는 고기를 잡을 목적이 아니라 낚시 자체를 즐긴다는 마음으로 느긋하게, 어차피 해야 할 일이라면 신나게, 주변의 누군가가 죽도록 미울 때는 그 사람의 장점을 찾아 덜 미워하려고 노력하는 것이다.

이는 무조건 감정을 억제하고 참으라는 뜻은 결코 아니다. 감정을 지나치게 억제해 외부로 표현하지 않으면서 속으로 끙끙 앓으면 내 몸은 더욱 심하게 망가질 수밖에 없다. 기분이 가라앉을 때는 노래를 부르거나 주말이면 야외로 나가 맑은 공기를 쐬거나 하는 식으로 나만의 기분전환법을 개발하고 일상에서 적극적으로 활용하면 지금보다 훨씬 기분 좋은 인생을 살아갈 수 있다.

머리까지 완전히 비우는 정적인 휴식을 취하라

몸과 마음이 동시에 쉬는 것이 진정한 휴식

"피곤하다" "쉬고 싶다"는 말을 입에 달고 사는 사람이 정말 많다. 밤이면 잠을 자고 주말이면 휴식을 취하는데도 왜 만성피로를 호소하는 사람들이 이토록 많을까? 잠도 언제, 어떻게 자느냐에 따라 그 질이 달라지는 것처럼 휴식에도 질이 있다.

사람들은 흔히 휴식은 그저 일을 하지 않는 상태라고 생각한다. 업무 도중 휴식을 취할 때는 컴퓨터 게임을 하거나 인터넷 서핑을 하는 것으로 쉬고 있다고 생각하고 주말에는 텔레비전을 보는 것으로 휴식을 취한다고 생각한다.

그러나 이것이 진정한 휴식이 될 수 있는지 생각해보자. 컴퓨터 게임을 하거나 인터넷 서핑을 하면 걱정거리나 짜증 나는 상황은 잠시 잊을 수 있지만 대신 수시로 감정의 기복이 생긴다. 게임이 잘 풀릴 때는 기분이 좋다가 잘 풀리지 않으면 짜증이 난다. 이는 인터넷 서핑을 하든 텔레비전을 보든 마찬가지다. 이렇게 되면 휴식을 취한다고 해도 교감신경은 여전히 항진된 채로 있기 때문에 본인은 쉬었다고 생각하지만 몸은 전혀 쉬지 않은 것과 마찬가지 상태가 된다.

사람이 쉬고 싶다고 느끼는 것은 몸이 쉬어야 한다는 신호를 보내고 있기 때문이다. 즉, 지금 교감신경이 긴장돼 있으므로 그 긴장을 풀어달라고 신호를 보내는 것이다. 따라서 진정한 휴식은 부교감신경을 항진시켜 몸이 충분히 이완되도록 하는 것이다.

10분 명상을 습관화하라

교감신경의 긴장을 풀기 위해서는 몸과 마음을 최대한 편안한 상태로 두는 것이 가장 좋다. 특히 몸의 휴식보다 중요한 것이 마음의 휴식이다. 몸은 편하게 쉬고 있는데 머릿속에서는 걱정 근심이 그치지 않고 마음이 불편하다면 교감신경의 긴장은 결코 풀어지지 않는다.

　몸과 마음이 동시에 쉴 수 있는 완전한 휴식은 정적인 휴식이다. 그리고 정적인 휴식 가운데 가장 효과적인 것이 바로 명상이다. 명상이라고 하면 명상센터 같은 곳에서 수련을 받아야 하는 것으로 흔히 생각하지만 혼자서도 얼마든지 할 수 있다. 하루 중 아무 때나 가장 편안한 시간을 선택해 10분 정도만 몸과 마음을 최대한 편안하게 하면 된다.

　명상할 때는 호흡이 중요하므로 눕거나 서 있는 것보다 바닥에 앉는 자세가 가장 좋다. 몸을 긴장시키지 않은 상태에서 허리를 바로 세우고 앉아 숨을 배까지 깊이, 그리고 천천히 들이마셨다가 다시 천천히 내뱉는 동작을 반복하면 된다. 처음에는 온갖 잡생각이 떠오르고 호흡도 제대로 되지 않지만 호흡에 집중하려고 노력하면서 꾸준히 실천하면 곧 몸과 마음이 완전히 편안해지는 경지를 경험할 수 있게 된다.

　이처럼 몸과 마음이 완전히 편안해지는 순간이야말로 우리 몸의 자율신경이 완벽한 균형을 이루는 순간이다. 늘 교감신경이 항진된 채로 살아가는 현대인에게는 몸의 피로를 풀고 건강을 회복시킬 수 있는 보약 같은 시간이 되는 셈이다.

　명상을 실천하기 어렵다면 최대한 몸과 마음이 편안한 휴식을 취할 수 있도록 노력한다. 음악을 들어도 좋고 책을 읽어도 좋지만 시끄러운 음악보다는 조용한 음악이, 흥미진진한 책보다는 잔잔한 감동이 전해지는 책이 진정한 휴식에 도움이 된다.

휴식은 잠을 자는 것과는 또 다른 차원에서 일상의 긴장을 푸는 방법이다. 따라서 정신없이 업무를 처리한 후에는 잠시 눈을 감고 명상에 잠기거나 조용한 음악을 들으며 잠시라도 몸과 마음이 쉴 수 있도록 해야 한다. 이렇게 자율신경이 균형을 이루는 순간을 자주 가질수록 비정상적인 식욕이 일어날 가능성은 줄어들고 건강하게 살아갈 가능성은 높아진다.

양인 체질은 유산소 운동을, 음인 체질은 스트레칭을 하라

격렬한 운동, 경쟁하는 운동은 몸에 해롭다

앞서 운동은 살을 뺄 목적으로 하는 것이 아니라 평생 함께해야 하는 친구 같은 존재라고 얘기한 바 있다. 사람의 몸은 쓰지 않으면 그 기능이 떨어지게 돼 있다. 근육이 필요 없는 생활을 하면 몸에서 근육을 만들지 않고 에너지가 필요 없는 생활을 하면 몸에서 에너지를 생산해내지 않는다.

따라서 운동을 꾸준히 한다는 것은 내 몸이 끊임없이 근육을 만들고 에너지를 생산해낼 필요성을 느끼도록 신호를 보내는 것과 같다.

흔히 운동이 중요하다고 하면 몸이 지칠 때까지 격렬하게 해야만 효과가 있는 것으로 믿는 사람이 많지만 격렬한 운동은 몸에 젖산과 같은 피로물질만 쌓이게 만든다. 피로물질 또한 노폐물과 같아서 혈액순환과 대사 기능에 장애가 되므로 건강해지려고 하는 운동이 오히려 건강을 망치는 결과를 초래하기 십상이다.

격렬한 운동만큼이나 건강에 해로운 것이 경쟁심을 부추기는 운동이다. 목표량을 정해두고 그것을 달성하기 위해 악을 쓰는 운동은 나 자신과 경쟁하는 운동이고 누가 더 뛰어난지를 겨루거나 내기로 하는 운동은 남과 경쟁하는 운동이다. 적당한 경쟁심은 동기를 유발하고 몸에 활력을 불어넣지만 이것이 지나치면 운동이 곧 스트레스이자 과로가 되기도 한다.

호기심을 유발하는 즐거운 운동을 하라

따라서 운동은 결코 악으로 하거나 스트레스를 받으며 해서는 안 된다. 운동 역시 기분 좋게, 내 몸의 생체리듬에 맞게 해야 건강에도 도움이 된다. 내가 좋아하는 운동을, 적당히 숨이 찰 정도로 하면 되지만 내게 맞는 운동이 무엇인지 모를 때는 체질에 맞는 운동을 하는 것이 좋다.

양인 체질은 에너지를 발산하는 체질이기 때문에 역시 에너지를 발산할 수 있는 달리기나 댄스 같은 유산소 운동이 잘 맞고 음인 체질은 에너지 발산보다는 기 순환을 원활하게 할 수 있는 스트레칭이나 요가가 잘 맞는다. 보통 유산소 운동이 아니면 체지방을 태우는 효과가 없는 것으로 알고 있지만 절대 그렇지 않다. 유산소 운동이 심폐 기능을 향상시켜 체지방을 태우는 운동이라면 스트레칭이나 요가는 평소 쓰지 않던 대근육을 움직여 열을 발생시킴으로써 체지방을 태우는 효과가 있다.

　따라서 자신에게 맞는 운동을 결정할 때 체지방을 태우는지 아닌지를 기준으로 삼을 필요는 없다. 또 양인 체질이라도 스트레칭이 좋을 수 있고 음인 체질이라도 유산소 운동이 좋을 수 있으므로 어디까지나 기준은 내가 즐길 수 있는 운동이어야 한다.

　이처럼 평생 즐기면서 운동하려면 이내 지겨워지는 것보다는 끊임없이 호기심을 유발하는 운동이 최선이다. 늘 여행 가는 기분으로 즐길 수 있는 등산도 좋고 새로운 운동이나 댄스를 배워보는 것도 바람직하며 운동 대신 생활 속에서 활동량을 늘리는 것도 상관없다. 어떤 것이든 이왕이면 운동한다는 자각 없이 자연스럽게 즐기면서 운동효과를 얻는 것이 가장 효과적이다.

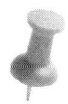

생활치료요법 실천 노하우

■ 하루 종일 좋은 기분을 유지할 수 있도록 노력하라.

■ 아침에 저절로 눈이 떠질 때까지 충분한 수면을 취하라.

■ 음식을 먹을 때는 칼로리에도 집착하지 말고 살찔 걱정도 하지 마라.

■ 배고프지 않아도 세끼 식사를 규칙적으로 하라.

■ 스트레스를 극복할 수 있는 나만의 기분전환법을 개발하라.

■ 휴식을 취할 때는 아무 생각도 하지 마라. 몸뿐 아니라 머리까지 완전히 비워야 진정한 휴식이다.

■ 평생 실천할 수 있는 즐거운 운동을 생활화하라. 운동 대신 텃밭을 가꾸거나 생활용품을 만드는 등 일상에서 활동량을 늘릴 수 있는 것이면 무엇이든 상관없다.

Part 7

아름답고 건강해진 몸으로 제2의 인생을 시작하라

이제 체질 성형 프로그램으로 내 몸이 어떻게 달라지는지 느껴보자. 우선 체중이 눈에 띄게 빠지고, 미각의 변화로 식성이 바뀌며, 몸이 가벼워진 만큼 마음도 가벼워짐을 느낄 수 있다. 무엇보다 체질 성형으로 회복된 몸의 자정 능력이 피부까지 맑고 탄력 있게 만들어 훨씬 젊어 보인다. 여기에 평소 비만에 따르는 만성질환도 한꺼번에 치료하고 면역 기능까지 강화해 건강은 물론 '뭐든 해낼 수 있다'는 자신감을 얻게 된다.

영원히 살찌지 않는
체질로 바뀐다

비만의 증상이 아니라 원인을 치료하는 체질 성형

다이어트에 성공하는 것은 암을 치료하는 것보다 어렵다고들 한다. 암은 의사에게 의지해 치료만 착실히 받으면 고칠 확률이 높지만 다이어트는 스스로의 의지에 성공 여부가 달려 있다고 보기 때문이다. 비만 전문의의 도움을 받는다고 해도 식욕을 억제하고 운동량을 늘리는 것은 전적으로 본인이 감당해야 할 몫이다. 이런 이유로 다이어트에 도전하는 사람들 가운데 90% 이상이 실패를 경험하는 것을 당연하게 여기고 비만을 일러 현대인의 불치병이라고까지 하는 것이다.

이처럼 다이어트를 본인의 의지 문제로만 돌리는 한 아무리 획기적인 다이어트 프로그램이 나와도 성공 확률은 여전히 희박하다. 인간의 의지란 본능 앞에 무력하기 짝이 없기 때문이다. 그러나 체질 성형 프로그램은 인간의 의지가 아니라 살이 찔 수밖에 없도록 만든 우리 몸의 생리적 구조, 즉 살찌는 체질에 주목하고 이를 근본적으로 해결하려는 프로그램이다.

질병의 증상만을 다스리는 한계를 벗어나 질병의 근본 원인을 치료함으로써 그 질병으로부터 영원히 벗어날 수 있도록 하는 것이 의학의 진정한 사명이라면 다이어트의 진정한 사명 역시 살 빼는 방법만을 고안해낼 것이 아니라 영원히 살찌지 않는 몸으로 살아갈 길을 찾는 것이라고 생각한다.

다이어트를 원하는 사람들의 절박한 심정을 이용해 얼마나 빨리, 얼마나 많이 체중을 뺄 수 있는지를 강조할 것이 아니라 살이 찔 수밖에 없는 우리 몸의 생리적 구조를 이해시키고 그 구조를 바꿈으로써 다시는 악순환을 되풀이하지 않도록 돕는 것이 진정한 다이어트라는 뜻이다.

단순히 살만 빼려고 노력하지 말고 살찌는 체질 자체를 바꿔야 한다고 강조하는 것은 이 때문이다. 비정상적인 식욕을 부르는 생리적 구조를 바꾸고 노폐물과 독소를 제대로 배출시키지 못하는 체질을 바꿔서 두 번 다시 다이어트를 할 필요가 없는 몸으로 살아가자는 것이 체질 성형 프로그램의 진정한 목적이다.

애써 다이어트 하지 않아도 다시 살찌지 않는다

그렇다면 체질 성형 프로그램을 통해 내 몸이 어떻게 바뀌는지 생각해보자. 첫 번째 변화가 체중의 감소다. 절식요법 단계에서 노폐물과 독소가 완전히 제거되고 체지방까지 빠지고 나면 체중의 10%가 감소되는 효과가 나타난다.

두 번째 변화는 미각이 바뀌는 것이다. 다이어트를 하는 사람들은 양껏 먹지 못하는 현실도 힘들어하지만 그보다는 식성대로 먹지 못한다는 사실에 더 큰 고통을 느낀다. 다이어트에 치명적이라는 사실을 알면서도 자극적인 음식이 입에 당기고 평소 먹던 음식이 자꾸 그리워지는 것이다. 그래서 목적을 달성하고 나면 노폐물과 독소를 잔뜩 만들어내는 음식을 먹고 다시 빼야 할 살을 만들어내는 경우가 대부분이다.

그러나 미각이 바뀌면 우리 몸은 자연스럽게 몸에 좋은 음식을 맛있다고 생각하게 된다. 오랫동안 길든 입맛이 아니라 생명의 본질에 맞는 입맛으로 바뀌는 것이다. 미각이 바뀜으로써 힘들게 음식을 참을 필요가 없어지니 못 먹는 음식 때문에 욕구불만이 쌓이지도 않고 해로운 음식은 몸이 알아서 거부하니 먹어도 살찌지 않는 건강한 식생활을 유지하게 된다.

세 번째 변화는 몸도 마음도 가볍고 편안해지는 것이다. 체중이 줄어들어 실제 몸이 가벼워진 덕분이기도 하지만 그보다는 생체리듬에 맞는 생활을 통해 늘 기분 좋은 상태가 유지되기 때문이다. 엉망이 돼버린 생체리듬 때문에 늘 피곤하고 우울한 기분을 '먹는 쾌락'으로 달래곤 하던 일상이 바뀜으로써 얻어지는 변화다. 생체리듬이 정상화되면 쓸데없이 많이 먹는 일도 없어지고 몸속에 찌꺼기도 많이 쌓이지 않아 살이 잘 찌지 않는 체질로 바뀐다.

이처럼 몸이 알아서 식욕을 조절하고 몸에 해로운 음식을 거부하며 음식물을 순조롭게 대사시켜 불필요한 군살을 만들지 않도록 하는 것이 체질 성형의 원리라고 할 수 있다. 따라서 체질 성형 프로그램만 제대로 실천한다면 애써 다이어트를 하지 않아도 다시는 살찔 걱정을 할 필요가 없다. 몸의 생리적 구조 자체가 이미 살이 찌지 않는 원리로 작동되고 있기 때문이다.

다이어트 후 거칠고
주름진 피부는 이제 그만!

'죽어라' 살을 빼면 정말 피부가 죽는다

"어디 아픈 거 아냐? 얼굴이 많이 안됐네."

힘들게 다이어트에 성공한 후 '아파 보인다' '나이 들어 보인다'는 말을 듣고 상처를 받는 여성이 의외로 많다. 내심 기대한 '예뻐졌다' '날씬해졌다'는 찬사 대신 이처럼 섭섭한 말을 들으면 '살을 괜히 빼서 더 늙어 보이나?' 싶어 후회하기도 한다.

젊고 예쁘게 보이고 싶어서 죽어라 살을 뺐는데 왜 이런 결과가 생기는 것일까? 정말 '죽어라' 살을 뺐기 때문이다. 배고픔을 참아가며 억지로 먹는 양을 줄이고 이를 악물고 지칠 때까지 운동을 해서 살을 뺀 결과다. 먹는 양을 줄이면 몸에 필요한 영양소를 충분히 공급하지 못하게 되므로 피부도 영양 부족으로 거칠어지고 늘어질 수밖에 없다. 또 운동을 통해 열심히 땀을 흘리면 피부의 노폐물이 빠져나가 피부가 깨끗해질 것 같지만 땀을 과도하게 흘리면 모공이 커지면서 피부가 처진다.

더욱 큰 문제는 역시 스트레스다. 다이어트를 힘들고 괴롭게 하면 교감신경이 항진되면서 혈액순환과 신진대사에 장애가 생기기 때문에 노폐물과 독소가 원활하게 배출되지 못해 피부가 칙칙해진다. 스트레스를 받거나 과로하면 얼굴색이 칙칙해지면서 기미와 뾰루지도 올라오고 다크서클까지 진해지는데 이것이 바로 혈액순환과 신진대사가 제대로 되지 않아 생기는 증상이다.

물론 절식요법을 해도 나이 들어 보이는 증상이 나타나기는 한다. 단식기 후반에 얼굴살이 쏙 빠지고 피부가 창백해지는 증상이 나타나는데 이 역시 평소보다 영양 공급이 부족해지기 때문이다. 그러나 회복식을 하는 동안 빠졌던 얼굴살이 거의 정상으로 돌아오므로 길어야 10~15일이면 나이 들어 보이는 증상이 사라진다.

무엇보다 억지로 하는 다이어트와의 가장 큰 차이점은 피부색이 달라진다는 사실이다. 억지로 다이어트를 하면 스트레스 때문에 피부가 칙칙해지면서 거칠어지기까지 하지만 절식요법을 하는 동안에는 노폐물과 독소가 완전히 빠지기 때문에 피부가 맑고 깨끗해진다.

피부의 재생 능력을 회복시키는 체질 성형

여성들이 흔히 오해하는 것이 얼굴 색이 칙칙해지고 주름살이 생기면 이를 단순히 피부 표면의 문제로 생각한다는 점이다. 그래서 얼굴이 칙칙해지면 수분크림이나 미백크림으로 개선할 수 있다고 믿고 주름이 늘면 주름 개선 화장품을 열심히 바른다. 그러나 아무리 뛰어난 기능성 화장품이라도 피부의 문제를 근본적으로 해결할 수는 없다. 피부의 손상은 단순히 피부 표면의 문제가 아니라 오장육부, 즉 내부 장기의 이상을 반영하는 경우가 대부분이기 때문이다. 그래서 피부를 일러 '오장육부의 거울'이라고 한다.

사실 오장육부의 이상을 반영하는 것이 피부만은 아니다. 몸속에 문제가 생기면 머리카락도 윤기를 잃으면서 거칠어지거나 빠지고 손톱, 발톱도 거칠어지면서 잘 부러지거나 찢어진다. 나무도 뿌리가 썩으면 가지까지 모두 말라죽는 것처럼 우리 몸도 내부 장기에 문제가 생기면 피부뿐 아니라 신체 말단까지 그 영향이 고스란히 미치는 것이다.

그러나 체질을 성형하면 이 모든 문제가 한꺼번에 해결된다. 절식요법으로 몸속의 노폐물과 독소를 모두 빼내면 내부 장기는 물론 혈액까지 깨끗해지고 신진대사도 원활해져 이후에도 노폐물과 독소가 잘 쌓이지 않는 체질로 바뀌기 때문이다. 여기에 제철 음식으로 체질을 강화하고 생체리듬에 맞는 생활을 통해 일상에서 쌓이는 피로와 스트레스까지 예방하면 굳이 값비싼 화장품을 쓰지 않아도 늘 윤기 있고 깨끗한 피부를 유지하게 된다.

몸의 자정 능력이 회복되면 당연히 피부의 자정 능력 또한 회복된다. 우리 몸의 다른 부분이 끊임없이 소멸과 재생을 반복하는 것처럼 피부도 주기적으로 오래된 각질층은 떨어져나가고 새로운 피부세포가 만들어지는데 피부의 자정 능력이 회복되면 재생되는 피부세포는 점점 더 건강해진다. 이처럼 피부 스스로 건강한 피부세포를 만들어낼 수 있어야 화장품도 제 기능을 발휘하며 피부 노화도 늦출 수 있다.

다이어트는 단순히 체중을 줄이는 것이 아니라 젊음과 미용, 그리고 건강을 위한 것이다. 살을 빼고 난 후 늙어 보이거나 건강이 안 좋아 보인다면 결코 다이어트에 성공했다고 할 수 없다.

그리고 다이어트 후 이와 같은 증상이 오래 지속된다면 실제 다이어트로 인해 몸이 많이 손상되었다는 방증이라고 봐야 한다.

몸이 망가지든 말든 갖은 수단을 동원해 일단 살부터 뺀 다음 건강도 돌보고 피부도 관리하겠다는 생각을 할 수도 있겠지만 결코 실현될 수 없는 헛된 희망이다. 이는 나무의 뿌리를 손상시킨 후 나뭇가지와 나뭇잎만 열심히 돌보겠다는 것이나 마찬가지다.

체질 성형으로
10년은 젊어진다

젊고 건강한 세포로 다시 태어나는 몸

　사람들에게 평생 딱 한 번만 이룰 수 있는 소원을 말하라고 한다면 아마 대부분이 '오랫동안 젊음을 유지하는 것'이라고 대답할 것이다. 젊고 건강한 몸으로 오래 사는 것이야말로 모든 인간의 염원이다. 따지고 보면 수많은 이가 다이어트에 매달리는 것도 좀 더 젊고 더욱 건강한 삶을 누리고 싶은 욕망 때문이라고 할 수 있다.

　살이 찌는 것은 노화의 대표적인 증상이기도 하지만 노화를 앞당기는 원인이기도 하다. 나이가 들수록 근육이 소실되면서 기초대사율이 떨어져 나잇살이 붙기 때문에 살이 잘 찌고 또 잘 빠지지 않는 몸이 된다는 것은 이미 노화가 시작되고 있다는 증거다. 또 노화를 앞당기기도 한다는 것은 살이 찌면 혈액순환과 신진대사 기능이 떨어져 전반적인 신체 기능이 저하되기 때문이다. 실제 한의학에서는 비만을 '허증(虛症)'이라고 해서 몸의 기가 허해서 생기는 질환으로 규정한다.

따라서 젊은 시절부터 살이 찌면 외형적으로도 나이가 들어 보이지만 더 심각하게는 신체적으로도 남들보다 빨리 노화로 들어선다는 사실을 명심해야 한다. 결국 다이어트가 노화 속도를 늦추는 지름길이기도 한 셈이다.

문제는 무조건 살만 뺀다고 해서 젊어지는 것은 아니라는 점이다. 피부도 다이어트를 잘못 하면 오히려 더 늙어 보이고 손상되는 것처럼 몸의 기능 역시 마찬가지다. 젊은 몸이란 겉으로만 날씬하고 탄탄한 몸이 아니라 실제 내부 장기와 혈액, 뼈 등이 모두 젊어져 육체적으로는 활력이 넘쳐야 하고 정신적으로는 머리가 맑고 기분 좋은 상태를 유지할 수 있어야 한다.

체질을 성형하면 젊음은 저절로 따라온다

이처럼 완벽한 젊음의 조건을 충족시킬 수 있는 다이어트법이 바로 체질 성형이다. 체질을 성형하면 우리 몸을 구성하는 모든 세포가 젊어진다. 위세포, 간세포, 뇌신경세포, 뼈세포, 피부세포 등이 깨끗하고 건강한 세포로 재생되면서 젊어지는데다 혈액순환과 신진대사가 잘 돼 나잇살이 잘 붙지 않는 몸으로 바뀌는 것이다. 그렇다고 해서 40~50대의 세포가 20대로 돌아가는 것은 물론 아니지만 본인의 노력에 따라 최소 5~10년까지는 생체 나이를 되돌릴 수 있다.

그리고 생명의 근간인 세포가 젊어지면 당연히 몸에 활력이 솟고 뇌신경세포 또한 젊어짐으로써 머리가 맑아지면서 집중력도 좋아진다. 게다가 생활치료를 통해 스트레스를 조절하고 생체리듬에 맞는 생활을 하면 늘 몸과 머리를 무겁게 짓누르던 만성피로증후군까지 말끔히 해소할 수 있어 몸도 가벼워지고 기분도 좋아진다.

여성의 경우에는 대표적 노화현상으로 꼽히는 갱년기장애를 체질 성형으로 순조롭게 극복할 수도 있다. 흔히 여성호르몬인 에스트로겐의 부족만을 갱년기장애의 원인으로 알고 있는데 사실 갱년기장애는 자율신경의 전반적인 불균형이 더 큰 원인으로 작용한다. 얼굴이 달아오르면서 땀이 나고 가슴이 두근거리는 등 갱년기장애의 주요 증상이 교감신경항진증과 다르지 않은 것은 이 때문이다. 따라서 체질 성형을 통해 자율신경의 균형을 잡아주면서 생활하면 자율신경의 조절 능력이 좋아져 갱년기를 늦출 수 있을 뿐 아니라 갱년기 증상 또한 가볍게 넘길 수 있다.

 이렇게 체질을 성형함으로써 누리는 젊음은 외모를 치장하거나 성형수술을 통해 일시적으로 되찾는 젊음과는 질적으로 다르다. 외모를 가꾸거나 성형수술을 통해서는 노화 속도를 늦출 수도 없고 육체적, 정신적 활력도 찾을 수 없지만 내 몸의 세포 자체를 젊게 만드는 체질 성형은 실제 생체 시계를 되돌리는 효과를 발휘하기 때문이다. 결국 '오랫동안 젊음을 유지하는 것'이 결코 불가능한 꿈은 아니다.

체질 성형으로 만성질환까지 잡는다

비만의 무시무시한 동반자, 만성질환

 앞서 비만 환자들의 공통점으로 극심한 스트레스와 불규칙한 수면 시간을 꼽았는데 여기에 한 가지를 더 추가한다면 만성질환을 꼽을 수 있다. 비만 환자들은 대개 고혈압과 지방간, 고지혈증은 기본이고 종합병원과 다를 바 없는 만성질환에 시달리는 경우가 상당히 많다. 최근 진료했던 47세의 남자 환자가 유독 심한 경우였다.
 허리와 무릎의 통증을 호소하는 그를 검사한 결과는 실로 놀라웠다. 고혈압, 고지혈증, 지방간, 동맥경화, 당뇨병까지 웬만한 성인병은 다 앓고 있었다. 게다가 이미 오래전에 병원 진단을 받아 각 질환에 따른 약을 모두 복용해오고 있었다. 그럼에도 사업 때문에 늘 극심한 스트레스에 시달리면서 그 스트레스를 술로 푸는 일상이 반복되고 있었고 급기야 허리와 무릎의 통증으로 병원을 찾았던 것이다.

이 환자 역시 너무도 당연하게 비만이 근본 원인이었다. 키 175㎝에 몸무게가 104㎏이었고 무엇보다 복부비만이 심각한 수준이었다. 허리와 무릎의 통증 또한 체중의 과부하가 부른 증상이었다. 그를 앉혀두고 심각하게 물었다.

"이 모든 병의 원인이 비만인데 비만을 치료하겠습니까? 앞으로도 이 많은 약을 다 먹으며 살겠습니까?"

살만 빼면 일일이 챙겨 먹기 귀찮은 약을 끊을 수 있다는 말에 그는 반색했다. 약을 복용하는 것보다 더 큰 문제는 그러지 않아도 기능이 많이 떨어져 있는 간이 그 많은 약을 해독하느라 더 심하게 손상될 수 있다는 사실이었다. 허리와 무릎의 통증 때문에 내원했던 그는 결국 비만을 치료하기로 결정했다.

만병의 근원은 비만이 아니라 망가진 체질

 그렇다면 비만이 이 모든 질병에 어떤 영향을 미치는지 생각해보자. 여러 개의 병명을 늘어놓으니 각각 다른 질병처럼 보이지만 사실 이 환자가 앓는 만성질환은 모두 하나의 연결고리를 갖고 있다. 발병 원인이 동일하다는 뜻이다. 이들 질환에 직접적인 영향을 미치는 것은 비만 환자들의 몸속에 있는 지방질, 그중에서도 중성지방과 콜레스테롤이다.
 지방질이 혈액 중에 많이 섞여 있으니 고지혈증이 생기는 것이고 고지혈증이 심하면 피가 끈적끈적해져 혈액순환이 제대로 되지 않음으로써 혈관벽에 중성지방과 콜레스테롤이 쌓인다. 이렇게 혈관벽에 중성지방과 콜레스테롤이 쌓이면 동맥이 딱딱하게 굳으면서 동맥경화로 발전하고 동맥경화로 인해 혈액순환에 장애가 생기면 심장이 피를 더 세게 뿜어 몸 곳곳으로 혈액과 산소를 공급하려고 노력하는데 이것이 바로 고혈압의 원인이다.
 더 심각하게는 혈관에 지방질이 더 많이 쌓여 혈관이 심하게 좁아지거나 아예 막히는 경우도 있을 수 있고 콜레스테롤과 결합해 응고된 피, 즉 혈전이 혈관을 타고 돌아다니다가 혈관을 막는 경우가 생길 수도 있다. 이런 증상이 관상동맥에서 일어나면

협심증과 심근경색의 원인이 되고 뇌혈관에서 일어나면 뇌졸중을 일으키는 것이다.

지방간과 당뇨병 역시 중성지방과 콜레스테롤이 문제가 된다. 간에 중성지방이 쌓이면 간 기능이 떨어지고 혈액 중에 중성지방과 콜레스테롤이 많아지면 췌장에서 인슐린이 분비되더라도 당을 제대로 연소시키지 못해 당이 에너지로 사용되지 못하고 소변으로 배출되는 병이 당뇨병이다.

중성지방과 콜레스테롤 못지않게 만성질환에 영향을 미치는 또 하나의 원인이 바로 스트레스다. 스트레스가 교감신경을 긴장시키고 흥분시켜 자율신경의 균형을 깨뜨리기 때문이다. 심장박동이 빨라지면서 혈압이 오르는 상태가 자주 반복되거나 오래 지속되면 고혈압의 원인이 되고 교감신경항진증으로 혈관이 수축돼 있는 상태에서 더 심한 스트레스를 받으면 혈관이 견디지 못하고 터져버리는데, 이것이 바로 심장병과 뇌졸중의 원인이 된다. 또 교감신경항진증이 습관화되면 혈당이 정상 수준을 벗어나 지속적으로 상승하기 때문에 당뇨병을 일으킨다.

게다가 과도한 스트레스에 자주 노출되면 혈관 수축으로 혈액순환에 장애가 생기고 이로 인해 세포에 산소가 충분히 공급되지 못하면 세포들이 비정상적인 환경에서 살아남기 위해 암세포로 변하기도 한다. 스트레스가 암을 유발하는 가장 대표적인 원인이라고 하는 것은 이 때문이다.

결국 비만의 주요 원인인 스트레스와 중성지방, 콜레스테롤이 만성질환 또한 유발하기 때문에 살이 찔수록 만성질환에 시달릴 가능성이 높아지는 것이다. 비만이 만성질환을 유발하는 것이 아니라 살찌는 체질로 변해버린 몸이 비만과 만성질환을 유발하는 것이다.

체질을 바꾸면 면역 기능이 강화된다

비만을 치료하면 만성질환까지 한꺼번에 치료되거나 개선되는 효과를 얻을 수 있다는 것은 이처럼 비만과 만성질환의 발병 기전이 동일하기 때문이다. 체질을 성형하면 체지방이 빠지는 것과 동시에 중성지방과 콜레스테롤까지 감소하므로 자연히 고지혈증이 사라지고 동맥경화나 고혈압, 지방간, 당뇨병 등도 저절로 낫거나 약을 복용하지 않아도 될 정도로 증상이 개선된다.

특히 체질 성형을 통해 자율신경의 균형을 잡아주면서 생활하면 스트레스로 인한 교감신경항진증을 줄일 수 있어 만성질환의 예방은 물론 치료 효과까지 기대할 수 있다. 이보다 더 큰 성과는 체질을 성형하면 면역 기능이 강화된다는 사실이다. 면역 기능을 한마디로 표현하면 내 몸을 지켜주는 파수꾼 같은 존재라고 할 수 있다. 외부로부터 병균이 침입했을 때 병균과 싸워 물리치는 역할을 할 뿐 아니라 몸속에서 비정상적인 변화가 일어나지 않는지 상시적으로 감시하는 역할을 하기 때문이다. 따라서 면역 기능이 강화되면 그만큼 질병에 노출될 기회가 줄어든다.

앞의 환자도 체질 성형을 시작한 지 두 달여 만에 체중이 91kg으로 줄어들면서 혈압과 혈당이 떨어지기 시작했고 혈중 콜레스테롤 수치는 거의 정상에 가깝게 낮아졌다. 그리고 무엇보다 극심한 통증을 호소하던 허리와 무릎의 통증이 개선됐다. 몸에서 10kg 이상을 덜어냈으니 당연한 결과였다. 허리디스크와 무릎관절은 정상 체중이라도 나이가 들수록 탄력이 떨어지면서 마모된다. 사는 동안 끊임없이 중력의 영향을 받는데다 디스크와 관절의 기능 자체가 퇴화하기 때문이다. 그런데다 무려 20kg 이상의 무게를 더 짊어지고 살았으니 디스크와 관절이 일찍 망가지는 것은 당연했다.

이처럼 우리 몸에 생기는 병, 특히 만성질환은 몸의 어느 한 곳에만 문제가 생겨 발병하지 않는다. 자율신경이 조화롭지 못하고 면역 기능이 전반적으로 떨어짐으로써 생긴 체질 자체의 병이기 때문이다. 따라서 몸에 이상이 생길 때마다 개별적으로 대처하는 것은 근본적인 치료가 될 수 없다. 앞의 환자처럼 온갖 종류의 약을 먹어가며 평생 증상만을 관리하며 살아갈 가능성이 높다.

  혈압이 높다고 해서 혈압강하제를 먹고 혈당이 높다고 해서 혈당수치를 낮추는 약을 먹어서는 결코 고혈압과 당뇨병을 치료할 수 없다. 체질의 병은 체질 자체를 치료해야 하기 때문이다. 그래야 원인 치료가 가능하고 다른 질환도 예방할 수 있다.

이젠 뭐든 할 수 있다!
충만한 자신감을 즐겨라

90%가 실패한다는 다이어트에 성공한 진정한 승자

　체질 성형으로 다이어트에 완벽하게 성공한다는 것은 그저 목표 체중을 달성하는 다이어트와는 차원이 다르다. 목표 체중만을 달성하는 다이어트는 다시 살찔지 모른다는 불안감 때문에 영원히 다이어트의 악몽에서 벗어날 수 없는 반면 체질 성형 다이어트는 미각과 생활이 완전히 바뀌기 때문에 이후의 삶에서 다이어트 고민을 완전히 없앨 수 있다.

　특히 단순히 체중만 줄인 것이 아니라 몸 자체가 달라졌다는 사실이 무엇보다 큰 기쁨과 성취감을 안겨준다. 당장 눈에 띄는 변화라면 이전보다 날씬해진 체형과 깨끗해진 피부, 그리고 활력 넘치는 몸이셨지만 이보다 더 의미 있는 변화는 건강한 체질로 다시 태어난다는 사실이다. 살찌던 체질에서 살 안 찌는 체질로, 온갖 잔병과 만성질환을 달고 살던 체질에서 면역 기능이 강한 건강한 체질로 바뀐다는 것은 환골탈태와 다름없는 획기적인 변화라고 할 수 있다.

따라서 이 변화를 이뤄낸 스스로에 대해 이제부터 충만한 자신감을 가져도 좋다. 90% 이상이 실패한다는 다이어트 전쟁에서 이긴 진정한 승자가 바로 나 자신이기 때문이다.

다이어트는 몸매뿐 아니라 삶을 바꾸는 전환점

이미 다이어트에 성공해본 사람만이 공감할 수 있는 얘기지만 다이어트에 성공하고 나면 그야말로 제2의 인생이 열린다.

내 환자들의 경우는 "먹고 싶은 것 못 먹고 하기 싫은 운동 억지로 하지 않아도 되니 이제 살 것 같다"는 말을 많이 하고, "다이어트 고민이 없어지니 일이 잘되는 것 같다"고 얘기하는 사람도 많다. 다이어트 강박관념에서 벗어난 것만으로도 무거운 짐을 내려놓은 것처럼 일상이 가볍고 자신감 넘치고 활력 있게 생활하니 당연히 일도 잘 풀리게 마련이다.

2006년 내원할 당시 30세이던 여성 환자는 다이어트 성공으로 완전히 사람이 달라진 경우다. 키가 162cm에 체중이 72kg이었으니 20kg 가까이 감량해야 하는 환자였는데 그녀가 살을 빼려는 목적이 "결혼을 하려고"였다. 처음에는 결혼식을 앞두고 살을 빼려는 것인가 생각했는데 결혼할 나이가 됐는데도 좀처럼 애인이 생기지 않자 뚱뚱한 몸매 탓인가 싶어 살을 빼려고 한다는 것이었다.

그리고 4개월 동안 두 번에 걸쳐 체질 성형 다이어트를 한 결과 체중을 정상 체중에 가까운 57kg까지 줄일 수 있었다. 눈에 띌 정도로 뚜렷하게 몸매가 변하면서 그녀의 외모 또한 달라지기 시작했다. 도수 높은 안경을 쓴 채 외모에는 전혀 신경 쓰지 않는 것처럼 보이던 사람이 안경부터 벗더니 옷차림까지 화사해졌다.

더욱 놀라운 변화를 보인 것은 그녀의 성격이었다. 어딘가 주눅든 것처럼 보이고 우울해 보이던 얼굴이 같은 사람인가 싶을 정도로 밝아진 것이다. 자신감 넘치는 태도에 표정까지 밝아지니 이전과는 완전히 다른 매력적인 젊은 여성으로 확 달라져 있었다. 그녀의 바람대로 이후 결혼에 성공했는지는 모르겠지만 다이어트 싱공 후 달라진 외모와 자신감 넘치던 태도로 미뤄 볼 때 지금쯤 충분히 만족하는 삶을 가꿔가고 있을 것으로 생각된다.

또 전형적인 갱년기 증상으로 병원을 찾은 55세의 여성 환자는 살을 빼고 난 후 건강이 놀라울 만큼 좋아진 경우다. 갱년기 증상으로 얼굴로는 열이 뻗치면서 아랫배와 손발은 차고 늘 손발이 부어 있는 듯한 둔한 감각 때문에 사는 것이 짜증스럽다고 한 환자다. 그러나 체질 성형 다이어트로 갱년기 증상이 개선되고 혈액순환과 신진대사가 좋아지자 "요즘처럼만 컨디션이 좋으면 뭐든 할 수 있을 것 같다"며 어찌나 기뻐하던지 아직도 기억에 많이 남는다.

다이어트 악몽에서 벗어나 제2의 인생을 시작하라

이처럼 다이어트는 단순히 몸매만을 바꾸는 차원을 넘어 삶을 대하는 태도 자체를 바꾸는 위력을 발휘한다. 몸매가 바뀌니 자신감이 생기고 자신감이 생기니 삶 자체가 생기와 활력으로 넘치는 것이다. 다이어트에 발목 잡혀 늘 새로운 다이어트 비법을 찾아다니고 늘어진 살을 내려다보며 한숨짓느라 낭비하는 시간과 정신적 에너지만 다른 곳에 쏟아도 삶의 질이 달라진다.

혹 지금 이 순간에도 실패할 것이 자명한 다이어트에 집중하느라 인생을 낭비하고 배고픈 고통을 견디고 있지는 않은가? 더구나 살을 빼겠다는 일념으로 건강까지 망치고 있지는 않은가?

분명한 사실은 다이어트는 내가 행복해지기 위해 하는 것이다. 아무리 아름답고 늘씬한 몸매를 갖게 된다고 해도 그 몸매를 유지하는 과정이 고통의 연속이라면 그것은 나를 위한 다이어트가 아니라 남에게 보이기 위한 다이어트밖에 되지 않는다. 스스로를 행복하게 만들지 못하는 다이어트는 정신을 피폐하게 하고 급기야 몸까지 상하게 만들고 만다. 다이어트 과정이 곧 스트레스의 연속이기 때문이다.

지속적이고 반복적인 다이어트의 고통에서 벗어나는 길은 살찌는 체질을 살 안 찌는 체질로 바꿔주는 체질 성형뿐이다. 체질을 바꿈으로써 다이어트는 내 몸이 알아서 하도록 두고 나는 더 큰 행복과 가치를 찾아 새로운 삶을 준비하는 것이다. 다이어트는 건강하고 행복한 삶을 위한 하나의 수단일 뿐 그 자체가 삶의 목적이 되어서는 안 된다.

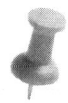

체질 성형 후 달라지는 10가지 변화

1. 체중의 10%가 빠지고 다시는 살찌지 않는 체질로 바뀐다.
2. 군살이 쏙 빠지므로 다이어트 후 따로 몸매관리를 할 필요가 없다.
3. 생체리듬이 정상화되면서 피곤하고 짜증스럽던 몸과 마음이 가벼워지고 밝아진다.
4. 미각이 바뀌어 노폐물과 독소를 많이 만들어내는 음식은 저절로 싫어진다.
5. 몸의 세포들이 젊고 건강해져 5~10년은 젊어지고 활력도 생긴다.
6. 피부의 재생 능력이 회복되면서 얼굴에 윤기가 흐르고 잡티, 잔주름, 칙칙한 얼굴색 등이 확연히 개선된다.
7. 머리가 맑아져 집중력이 좋아진다.
8. 고혈압, 고지혈증, 지방간, 동맥경화, 당뇨병, 요통, 관절염 등 웬만한 성인병과 만성질환이 치료되거나 개선되면서 약을 끊는 경우가 많다.
9. 면역기능이 강화돼 병에 잘 걸리지 않는 건강 체질로 변한다.
10. 거듭된 다이어트 실패로 우울하고 위축돼 있던 일상에서 벗어나 넘치는 의욕과 자신감으로 새로운 삶이 열린다.

Part 8

그래도 안 된다는 사람들을 위한 스페셜 케어

자기 체중의 30% 이상을 감량해야 하는 초고도비만자, 성인병이나 만성질환으로 인해 절식요법의 안전성이 의심되는 경우, 단 한 끼도 굶지 못할 정도로 식욕을 자제할 자신이 없는 사람들, 혼자서는 체질 성형에 성공할 자신이 없는 사람들…. 이런저런 이유로 특별 상담이 필요한 경우를 다양한 사례를 통해 알아본다.

고도비만자는 3개월 후
한 번 더 반복하라

10%씩 두 차례, 체중의 총 20%를 감량하라

 체질 성형은 23일간의 절식요법으로 체중의 10%를 줄이고 이후에는 체질과 생체리듬에 맞는 건강한 식생활과 생활습관으로 절식 기간 중에 뺀 체중을 유지하는 프로그램이다. 따라서 표준 체중보다 10% 정도 초과된 과체중인 사람에게는 꼭 맞지만 이보다 많은 감량을 원하는 사람에게는 적당치 않은 프로그램으로 생각될 수도 있다.

 그러나 병원을 찾는 환자의 대부분이 표준 체중에서 20% 이상을 초과하는 고도비만 환자들이다. 애초 체질 성형은 자신의 체중에서 20%, 많게는 30% 이상을 빼야 하는 환자들을 위해 개발된 프로그램이다. 따라서 고도비만인 사람도 체질 성형 프로그램을 통해 얼마든지 원하는 만큼 감량할 수 있다.

방법은 절식요법을 반복하는 것이다. 단, 절식요법은 단식 기간이 있어서 연이어 시행하면 몸에 무리가 오고 본인도 지칠 수 있으므로 반드시 3~4개월간 휴식기를 두어야 한다. 23일간의 첫 절식 기간 중에 체중의 10%를 감량한 다음 3~4개월간 쉬었다가 다시 23일간 절식요법을 반복해 10%를 더 감량하는 것이다.

이보다 더 많은 감량을 원할 때는 건강 상태에 따라 시기를 조절해 절식요법을 한 차례 더 반복할 수는 있지만 절식요법을 여러 번 반복하는 것은 바람직하지 않다. 음식을 끊는 것은 몸에 일종의 충격을 가해 노폐물과 독소를 제거하기 위함이다. 그런데 충격을 자꾸 가하게 되면 몸이 이 상황에 적응해 더 이상 충격으로 받아들이지 않을 수 있기 때문이다. 단식을 해도 몸이 정화되는 효과가 떨어지면서 체중도 잘 줄지 않게 될 가능성이 높다. 따라서 절식요법은 평생에 한 번만 하는 것이 가장 극적인 효과를 얻을 수 있는 방법이고 많아도 1년에 1~2번 이상을 넘지 않는 것이 좋다.

60kg 이상을 감량한 고도비만 환자의 놀라운 성공

　2007년 봄, 고도비만 정도를 넘어 초고도비만으로 분류되는 30대 남자 환자가 내원했다. 키는 177㎝인데 체중이 무려 154kg이었으니 표준 체중보다 100% 이상 초과된 상태였다. 원래는 140kg 안팎의 체중을 유지했었는데 방송국에서 제작하는 다이어트 프로그램에 참가해 10kg을 뺀 후 요요현상으로 154kg까지 불어나버렸다고 했다. 어머니 손에 이끌려 병원을 찾은 그는 한 차례 요요현상을 겪은 탓인지 살을 뺄 의욕도 없어 보였고 무기력해 보였다.

　그러나 절식요법을 꽤 성실하게 실천해서 23일 만에 140kg까지 줄일 수 있었다. 이후 4개월 휴식을 취했다가 2차 절식요법에 들어갔는데 이번에는 무려 20kg 이상을 감량해 나는 물론 병원 관계자들을 몹시 놀라게 했다. 1차 절식요법을 할 때는 '이렇게 빼봤자 다시 찔 텐데 뭘' 하며 반신반의하는 심정이었지만 정말 살이 빠지는데다 4개월 쉬는 동안 요요현상도 없다는 사실을 확인한 후 2차 절식요법을 더욱 엄격하게 실천해 얻은 결과였다. 그리고 1년 후 3차 절식요법을 통해서는 92kg까지 감량해 무려 60kg 이상을 줄이는 데 성공했다.

표준 체중까지는 20kg 정도를 더 감량해야 하지만 그 다음부터는 본인이 식생활을 개선하고 운동량을 늘려 서서히 감량하도록 했다. 이미 다이어트의 기쁨을 충분히 맛보고 자신감까지 얻은 터여서 혼자서도 충분히 관리해나갈 수 있는 상태였기 때문이다. 실제 이후에도 성공적으로 체중을 관리해 86kg 정도의 체중을 잘 유지하고 있다.

이 환자처럼 고도비만인 경우는 정상 체중이나 과체중인 경우보다 감량 속도가 훨씬 빠른 편이다. 본인의 노력이 그만큼 대단하기도 했지만 앞서도 얘기한 것처럼 체중이 많이 나가는 사람일수록 몸에서 빠져나갈 노폐물과 독소가 많기 때문이다. 물론 노폐물과 독소가 빠진 후에는 체지방까지 빠지므로 혹 진짜 빼야 할 살을 못 빼는 것은 아닌지 걱정할 필요는 전혀 없다.

주중 단식이 불가능하다면 주말을 이용하라

23일 절식요법의 축소판이라고 생각하라

　공부를 하거나 일을 해야 하는 주중에는 도저히 단식을 실천할 수 없다면 주말을 이용해 단식을 하는 단기 절식요법을 한다. 말 그대로 토요일, 일요일을 단식 기간으로 삼고 그 앞의 2일을 감식기, 그 뒤의 3일을 회복식 기간으로 삼는 방법이다. 23일 절식요법 프로그램 중 식이요법기를 뺀 13일 프로그램을 압축해 7일간 실시한다고 생각하면 된다.

　목요일부터 서서히 음식량을 줄이기 시작해 목요일 점심과 저녁은 평소보다 질게 지은 밥을 반만 먹고 금요일 아침은 죽 한 공기, 점심은 죽 $\frac{1}{2}$ 공기, 저녁은 미음을 먹는다. 금요일 저녁식사 후 구충제를 복용하고 토요일과 일요일은 물만 마시면서 단식을 하는 것이다. 이렇게 이틀간 단식을 하면 5일 단식을 하는 만큼은 아니어도 노폐물과 독소가 빠져나오기 시작한다.

월요일부터 회복식을 시작해 아침과 점심에는 미음을 먹고 저녁에는 묽은 죽을 먹는다. 화요일 아침과 점심에는 조금 된 죽을 $\frac{1}{2}$공기만 먹고 저녁 때 $\frac{2}{3}$공기로 늘린 후 수요일 아침과 점심에 죽 1공기, 저녁에 진밥 $\frac{1}{2}$ 공기로 점차 늘려가면 된다. 회복식기 식단에는 소금과 양념 사용을 제한해 최대한 싱겁게 먹는 것이 중요하다.

월 1회 이상 반복하지 마라

주말 절식요법은 기간이 짧은 만큼 23일 절식요법에서 얻을 수 있는 효과를 모두 기대할 수는 없다. 노폐물과 독소가 충분히 제거되지 않기 때문에 체지방이 빠지는 효과 또한 떨어지며 입맛을 완전히 바꾸는 것도 불가능하다. 다만 이틀만이라도 내부 장기를 쉬게 함으로써 그동안 잘못된 식습관과 생활습관으로 지친 내부 장기에 회복할 시간을 주고 충분치는 않아도 노폐물과 독소를 제거함으로써 몸을 정화하는 효과를 볼 수 있으므로 23일 절식요법이 불가능한 경우 차선책으로 선택할 수 있는 방법이다.

따라서 과식, 과로 등으로 몸을 너무 혹사시켰다는 생각이 들 때, 불규칙한 생활습관으로 피부가 많이 지쳐 있다고 생각될 때, 몸의 생체리듬이 흐트러져 바로잡을 필요가 있다고 판단될 때, 2~3kg만 감량하고 싶을 때 주말 절식요법을 이용하면 기간에 비해 큰 효과를 기대할 수 있다.

단, 아무리 기간이 짧다고 해도 주말 절식요법 역시 몸에 부담을 주는 방법이므로 횟수는 월 1회를 넘지 않도록 주의해야 한다. 이보다 자주 주말 절식을 반복하면 감식기와 회복식기가 있다고 해도 몸에서는 굶었다 먹었다를 반복하는 불규칙한 식사습관으로 오해해 체지방을 잘 연소시키지 않을 우려가 있기 때문이다.

단 하루도 굶지 못하겠다면
전문의를 찾아라

전문의의 조력이 성공 가능성을 높인다

"저는 한 끼만 굶어도 눈앞이 캄캄해요."
"하다가 쓰러지면 어쩌죠?"

체질 성형은 하고 싶은데 절식요법에 자신이 없어 도저히 실천하지 못 하겠다는 사람들이 있다. 또는 절식요법을 하다가 몸에 큰 이상이 생기지는 않을지 두려워 혼자 하는 절식요법이 선뜻 내키지 않는 사람도 있을 수 있으며 절식요법은 무사히 끝냈지만 체질 성형에는 실패하는 사람도 있을 수 있다. 절식요법은 중도에 그만두면 효과도 없을 뿐 아니라 몸에도 무리가 되므로 처음부터 끝까지 프로그램대로 실천하는 것이 중요하다.

따라서 절식요법에 도통 자신이 없다면 되든 안 되든 혼자 해보려는 무리수를 두지 말고 전문의의 도움을 받는 것이 현명하다. 절식요법을 혼자 해낼 때는 100% 자신의 노력으로 프로그램을 끌고 가야 하지만 전문의의 조력을 받으면 30%의 노력만 기울여도 성공 가능성을 높일 수 있다. 치료적 도움이 따르기도 하지만 자칫 해이해질 수 있는 마음을 다잡는 효과가 크기 때문이다.

배고픈 고통을 덜어주는 한방 치료

그렇다면 절식요법을 혼자 할 때와 전문의의 도움을 받을 때 어떤 차이점이 있는지 알아보자. 첫째, 환자의 비만 정도와 건강 상태, 체질 등을 다각도로 고려해 환자 본인에게 가장 적합한 맞춤 프로그램을 적용할 수 있다. 혼자 할 때는 5일 단식기가 포함된 23일 절식요법이 가장 안전하지만 전문의의 지도와 관찰이 있을 때는 7일 또는 10일 단식기가 포함된 프로그램도 적용할 수 있고 감식 기간과 회복식기도 환자의 상태에 따라 적절하게 조절할 수 있어 절식요법의 효과를 극대화할 수 있다.

둘째, 절식요법에 대한 환자의 두려움을 덜 수 있다. 앞서 설명한 대로 절식요법이 금기시되는 특정 질환들이 있는데 환자 본인도 자신의 건강 상태를 몰라 불안할 수 있기 때문이다. 병원에서는 체성분 검사, 혈액 검사, 소변 검사, 간기능 검사, 가슴 X선 촬영, 심전도 검사 등을 통해 비만 정도와 지병, 전반적인 건강 상태를 파악할 수 있어 환자의 불안을 덜어줄 뿐 아니라 실제 안전도 도모할 수 있다.

한방에서는 맥을 짚어보는 맥진, 오장육부의 활성도를 검사하는 생기능 검사, 경락의 기능을 살피기 위한 양도락 검사 등을 추가해 환자의 신진대사 기능과 체질 등을 파악함으로써 단순 비만 치료뿐 아니라 체질 자체를 강화하려는 노력을 기울이는데, 이것이 양방과의 차이점이라고 할 수 있다.

셋째, 배고픈 고통을 덜 수 있다. 하루도, 한 끼도 굶을 수 없다는 사람들은 물론 굶을 수는 있지만 이왕이면 덜 고통스럽게 절식요법을 하고 싶다는 사람들이 혼자 하는 절식요법 대신 병원 치료를 선택하는 가장 큰 이유이기도 하다. 한방에서는 식욕을 억제하는 효과가 있는 이침이 일반적으로 쓰이지만 내 경우에는 발효 한약으로 공복감을 다스린다.

단식 기간 중에는 물만 먹는 것이 몸의 정화작용을 돕는 최선의 방법이지만 배고픈 고통 때문에 도저히 불가능하다는 사람들에게는 발효 한약 복용이 차선책이 되는 셈이다. 이 때문에 발효 한약의 효능은 포만감을 주는 데 초점을 맞추고 있지만 그 밖에 절식 기간 중에 일어날 수 있는 부작용을 예방하고 기초대사율을 높여 체지방이 더 잘 연소되도록 돕는 효능도 포함돼 있다.

넷째, 치료적 도움을 받을 수 있다. 부분비만 해소에 도움이 되는 전기지방분해침이나 약침이 대표적이고 기혈 순환을 돕는 온경락요법, 피하지방의 분해를 돕는 경근감압요법 등이 있다.

절식요법 이후의 체질 성형은 본인의 몫이다

전문의의 도움을 받으면 혼자 할 때보다 안전하게, 효과적으로 체질 성형의 기초를 닦을 수 있다. 그러나 전문의의 도움은 절식요법까지만 가능하다. 절식요법은 기한이 정해져 있고 프로그램도 있기에 전문의가 개입할 여지가 있지만 이후 단계인 체질식이요법과 생활치료요법은 전문의가 방법을 인도만 해줄 수 있을 뿐 실천은 어디까지나 본인의 몫이다. 평생에 걸쳐 개선하려고 노력하고 실천해나가야 할 프로그램이기 때문이다.

따라서 체질 성형 전체 프로그램을 전문의에게 의지하려고 드는 것은 가능하지도 않고 또 기대해서도 안 된다.

"체질 음식을 먹어야 체질이 강해진다" "생체리듬에 맞게 생활해야 살찌지 않는 체질로 바뀐다"는 등의 조언은 거듭 할 수 있어도 실제 제철 음식을 먹으며 살고 있는지, 제 시간에 잠들고 일어나는지 등 일상을 일일이 파악할 수는 없지 않은가.

체질식이요법과 생활치료요법이 불가능하다는 사람들에게

사회생활이나 직업상 바꿀 수 없다?

절식요법만 제대로 실천해도 만족스러운 체중 감량 효과를 얻을 수 있지만 체질 성형의 목적은 영원히 살찌지 않는 체질로 바꿔 다시는 다이어트에 시간과 에너지를 낭비하지 말자는 것이다. 따라서 절식요법보다 더 중요한 것이 식생활과 생활습관을 바꾸는 단계라고 할 수 있다.

문제는 사회생활 때문에, 또는 직업상 이것을 실천하는 것이 도저히 불가능하다는 사람들이다. 제철 음식을 먹어야 한다는 사실은 잘 알지만 매끼 외식에 회식으로 점철된 일상이어서 집에서 식사하는 것이 거의 불가능하다는 사람도 많고 생체리듬에 맞는 생활의 중요성은 충분히 인식하고 있지만 어쩔 수 없이 밤낮을 바꿔 생활해야 하는 사람도 많다.

그래서 절식요법을 시작하며 체질식이요법과 생활치료요법의 중요성을 설명하면 이런 사람들의 대부분이 실망스러운 표정을 감추지 못한다. 자신의 여건상 체질 성형 자체가 불가능하다고 생각하기 때문이다.

최선이 아니면 차선을 선택하라

최선의 방법은 체질 성형을 불가능하게 만드는 생활환경이나 여건을 바꾸는 것이지만 당장 목숨이 걸린 일도 아니니 체질 성형을 위해 사회생활이나 생계를 포기할 수는 없는 일이다. 좀 어렵기는 하지만 현재의 여건에서 식생활과 생활습관을 바꾸기가 아예 불가능한 것만은 아니다. 본인의 노력에 따라 실천할 수 있는 여지는 늘 있게 마련이다.

예를 들어 외식 때문에 식생활을 바꿀 수 없다면 도시락을 갖고 다닐 수도 있고 혼자 도시락 먹기가 민망하다면 주위 사람들에게 식생활 개선의 필요성을 설득해 동료를 만들 수도 있다. 가능하면 모임이나 회식을 줄여 집에서 식사할 기회를 늘리려는 정도의 노력도 하기 어렵다면 체질을 성형할 의지 자체가 없다고 봐도 무방하다.

사실 식생활을 바꿀 수 없는 사람들보다 더 우려스러운 경우는 밤낮을 바꿔 생활하는 사람들이다. 생체리듬에 어긋나는 생활이 지속되면 우리 몸은 반드시 비명을 지르고 자신을 괴롭힌 결과를 드러낸다. 만성피로와 통증으로 신호를 보내다가 그래도 개선되지 않으면 몸을 망가뜨리는 것이다.

최근 일부 대기업에서 생산직 사원들의 주야 교대 근무시간을 조정하려는 움직임을 보이는 것도 밤낮이 바뀐 생활이 건강에 심각한 위해를 끼친다는 사실을 깨달았기 때문이다. 밤낮이 완전히 바뀐 생활보다는 밤잠을 조금이라도 더 잘 수 있도록 하는 것이 그나마 몸을 덜 상하게 하는 방법이다. 이것조차 불가능하다면 수면 환경을 어둡게 하는 것이 도움이 된다. 빛의 양에 따라 분비량이 달라지는 멜라토닌이 최대한 분비될 수 있는 환경을 만들어 수면을 취하는 것이다.

또 수면 시간을 생체리듬에 맞출 수 없다면 다른 생활습관만이라도 생체리듬에 맞추려고 노력해야 한다. 규칙적인 식사는 물론 기분 좋게 즐길 수 있는 운동도 꾸준히 해야 하고 스트레스

관리 또한 중요하다.

  이처럼 여건상 불가능해 보이더라도 본인이 해결책을 찾으려고 노력하면 식생활과 생활습관을 바꾸는 것은 얼마든지 가능하다. 최선이 아니면 차선책을 택해서라도 최대한 생명의 본질에 맞게, 생체리듬에 맞춰 생활하려고 노력해야 한다. 불가능하다고 지레 포기하는 사람보다 내 생명을 이롭게 하는 방법이 무엇인지를 항상 염두에 두고 살아가는 사람이야말로 건강한 몸을 가질 자격이 있다.

박사님, 궁금해요!

닥터 신의 일대일 상담 클리닉

Q 체질 성형으로 살을 얼마나 뺄 수 있나요?
A 23일간의 절식요법으로 우선 자기 체중의 10%가 빠집니다. 이후 체질에 맞는 식생활과 생체리듬에 맞는 생활습관을 유지하면 노폐물과 독소가 빠지면서 혈액순환과 신진대사가 잘돼 에너지대사율이 높아지기 때문에 꾸준히 살이 빠지는 효과를 볼 수 있습니다. 그러나 이 효과를 좀 더 빨리 얻고 싶다면 절식요법을 끝낸 후 3~4개월간 쉬었다가 반복해 다시 10%의 체중을 더 줄일 수 있습니다.

Q 소식만 해도 살이 빠진다는데 힘들게 단식할 필요가 있을까요?
A 소식으로 살을 빼려면 적어도 6개월 이상은 식사량을 평소의 반이나 그 이하로 줄여야 하고 이후에도 적게 먹는 습관을 유지해야 합니다. 문제는 식욕이나 입맛은 그대로인데 먹는 양만 줄이는 것이 결코 쉽지 않다는 것입니다. 의지가 약해지거나 스트레스를 받으면 중도에 과식이나 폭식을 할 가능성이 상당히 높고 이후에도 소식 습관을 지키지 못하면 살은 다시 찌게 됩니다. 그러나 단식은 일정기간 음식을 완전히 끊기 때문에 식욕을 줄이고 입맛을 바꾸는 효과가 있습니다. 즉 몸이 알아서 적게 먹도록 하고 살이 찔만한 음식은 입에도 맞지 않게 되므로 애써 식욕을 참을 필요가 없어지는 것입니다.

Q 주변에 살 빼는 약으로 다이어트에 성공했다는 사람들이 많아서 저도 먹어볼까 생각중인데….

A 약을 먹는 동안에는 식욕이 떨어지고 몸에 쌓이는 지방의 함량도 줄일 수 있어 당연히 살이 빠집니다. 그러나 약은 장기 복용하면 반드시 내성이 생기게 돼 있고 부작용의 위험도 높습니다. 그러므로 살 빼는 약으로 다이어트에 성공했다는 사람들이 약을 끊은 후에도 계속 같은 몸매를 유지하고 있는지 살펴보십시오. 틀림없이 약을 끊음과 동시에 다시 왕성한 식욕에 시달리며 조금씩 불어나는 체중에 괴로워하고 있을 것입니다. 살 빼는 약은 복용하는 동안에만 효과가 있을 뿐 비만을 근본적으로 치료하는 방법이 아닙니다.

Q 약으로 원하는 만큼 살을 뺀 다음 운동을 열심히 해서 몸매를 유지하면 되지 않을까요?

A 살을 빼는 과정이 워낙 대단한 인내심을 필요로 하다보니 이렇게 생각하는 사람들이 참으로 많습니다. 그러나 식욕을 다스리지 못하는 한 다시 원래 체중으로 돌아가는 것은 시간문제입니다. 운동을 열심히 하면 되지 않느냐고 하지만 하루에 1시간씩 아무리 열심히 운동해도 밥 1공기 분량의 칼로리도 채 소모할 수 없습니다. 운동을 꾸준히 하고 있으니 이 정도는 괜찮겠지 하는 마음으로 술자리에서 안주 조금 집어먹고 배고프다고 양껏 먹고 하는 생활이 조금만 반복돼도 체중은 금방 이전 상태로 돌아옵니다. 우리 몸은 늘 원래의 상태를 유지하고자 하는 속성을 지니고

있기 때문입니다. 따라서 식욕과의 전쟁에서 이길 수 없다면 약으로 뺀 체중을 운동으로 유지하는 것은 불가능에 가깝습니다.

Q 체질 성형으로 얼굴도 작아질 수 있을까요?
A 얼굴의 골격 자체를 줄일 수는 없지만 노폐물과 독소가 빠지면서 전신의 군살이 빠지기 때문에 얼굴의 군살도 당연히 빠져 전체적으로 얼굴이 작아지는 효과가 있습니다. 평소 얼굴이 잘 붓고 푸석푸석했던 사람이라면 특히 얼굴의 라인이 살아나면서 작아지는 효과가 큽니다.

Q 살찌는 체질이 정말 있나요?
A 똑같은 양을 먹어도 남보다 더 살찌기 쉬운 체질이 있습니다. 음인 체질이 대표적입니다. 양인 체질은 활동적이고 에너지를 발산하려는 속성이 있어서 살이 잘 찌지 않는 반면 음인 체질은 정적이고 에너지를 수렴, 저장하려는 속성이 있어서 적게 먹어도 몸에 비축되는 에너지가 많은데다 기본적으로 과식하는 성향을 지니고 있기 때문입니다. 그러나 선천적으로 살이 찌는 체질이라고 해도 후천적으로 건강한 식습관과 생활습관을 유지하고 스트레스를 잘 관리하면 얼마든지 날씬한 몸으로 살아갈 수 있고, 살찌는 체질 자체를 바꿀 수도 있습니다. 또 살찌지 않는 양인 체질이라고 해도 스트레스를 제대로 관리하지 못해 스트레스성 과식 또는 폭식을 자주 하면 당연히 살이 찔 수밖에 없습니다. 따라서 살찌는 체질이란 타고난 체질보다 후천적으로 형성된 체질에 의해 결정된다고 할 수 있습니다.

Q 한방에서는 체질을 사상체질이라고 해서 보통 4가지로 구분하지 않나요?

A 내부 장기의 기능에 따라 태양인, 태음인, 소양인, 소음인 이렇게 4가지 체질로 구분하는 것이 맞습니다. 그러나 한국인 가운데 태양인은 극히 드물고 살찌는 체질을 타고나는 태음인이 약 85%, 살찌는 체질은 아니지만 스트레스성 폭식으로 인해 비만이 되기 쉬운 소양인은 약 10%, 비만이 될 확률이 낮은 소음인이 5% 정도를 차지합니다. 문제는 이 4가지 체질을 본인은 물론 전문의조차 제대로 판별할 수 없다는 것입니다. 따라서 굳이 복잡한 사상체질로 구분할 필요 없이 본인이 살찌기 쉬운 음인 체질인지, 스트레스에 취약한 양인 체질인지만 알면 됩니다. 음인 체질이라면 평소의 과식 습관에 주의하고 에너지 소모에 취약한 생리구조를 감안해 활동량을 높일 수 있도록 노력하고 양인 체질이라면 스트레스를 먹는 것으로 해소하려는 습관, 음식을 빨리 먹는 습관 등을 고치도록 노력해야 합니다.

Q 마른 비만이라는 진단을 받았는데 이런 경우에도 절식요법이 도움이 될까요?

A 체중은 정상이거나 정상보다 미달인데 근육보다 체지방이 많은 경우를 마른 비만이라고 합니다. 이런 사람들은 먹는 양을 줄이는 것보다 운동량을 늘리는 것이 중요합니다. 따라서 절식요법은 할 필요 없이 체질성형 프로그램의 2단계와 3단계만 실천하면 됩니다. 즉 건강한 식습관과

생활습관을 유지하면서 평소보다 활동량을 늘리는 것입니다. 그러나 마른 비만이라고 해도 늘 머리가 무겁고 만성피로에 시달리며 피부색도 거무칙칙하다면 몸속에 노폐물과 독소가 많아서일 수 있으므로 절식요법을 하는 것이 좋습니다. 단, 체중의 10%까지는 줄일 필요가 없으므로 감식 2일, 단식 2~3일, 회복식 2~3일, 식이요법 4~6일 정도면 적당합니다.

Q 체질 성형을 하면 정말 다시는 살이 찌지 않을까요?
A 체질 성형은 단순히 살만 빼는 것이 아니라 살찌는 체질을 살찌지 않는 체질로 바꿔주는 근본적인 비만 치유 프로그램입니다. 비만의 원인인 몸속의 노폐물과 독소를 제거하는 것과 동시에 짜고 기름진 음식에 길든 입맛을 바꾼 후 체질에 맞는 식습관과 생체리듬에 맞는 생활습관을 유지할 수 있도록 생활 전반을 바꿔줍니다. 따라서 생활 속에서 노폐물과 독소를 많이 만들어내지도 않고 스트레스가 과식이나 폭식을 부르지도 않게 되므로 살이 찔 원인 자체가 제거되는 셈입니다. 이렇게 살이 찔 수밖에 없는 원인을 제거하면 우리 몸의 생리적 구조 자체가 다시는 살찌지 않는 체질로 바뀝니다.

Q 단식을 하면 체지방이 아니라 체수분만 빠진다고 하던데….
A 체수분이 가장 먼저 빠지지만 체수분만 빠지는 것은 아닙니다. 절식요법을 하면 단식기 5일까지는 체수분과 단백질이 빠지다가 회복식기부터 체지방이 빠지기 시작합니다. 절식요법을 끝내고 나면 대개 자기 체중

의 10%가 감량되는데, 이 10% 안에는 체수분과 힘께 배출된 노폐물과 독소, 단백질, 체지방이 포함돼 있고 전체적으로 단백질보다는 체지방의 감소율이 높습니다. 단식기에 소실된 단백질은 이후 영양을 보충하면 쉽게 회복되므로 설식요법을 하면 꼭 빼야 할 노폐물과 독소, 체지방을 효과적으로 뺄 수 있습니다.

Q 단식을 하면서 물을 많이 마시면 결국 체수분은 그대로 유지되는 것 아닌가요?

A 체수분의 용적률 자체는 그대로 유지되지만 체수분의 성분이 달라집니다. 체수분과 함께 노폐물과 독소를 빼낸 후 깨끗한 물을 보충해주기 때문에 오염됐던 체수분이 정화되는 것입니다. 그리고 깨끗한 체수분은 지방세포의 크기를 늘리지 않습니다. 그대로 몸 밖으로 배출되기 때문입니다.

Q 이뇨제로도 노폐물과 독소를 뺄 수 있다고 하던데 굳이 단식을 할 필요가 있을까요?

A 대청소를 남에게 맡기느냐 내가 직접 하느냐의 차이라고 할 수 있습니다. 남에게 맡기면 버려야 할 것과 남겨두어야 할 것을 구별할 수 없는 데다 애정을 가지고 꼼꼼하게 하지도 않지만 내가 직접 하면 꼭 버려야 할 것만 버린 후 깔끔하게 정돈할 수 있는 것과 마찬가지입니다. 즉 이뇨제를 쓰면 체수분이 전반적으로 배출되기 때문에 우리 몸에 꼭 필요한 수

분과 함께 미네랄까지 빠져나가 심각한 전해질 불균형이 유발됩니다. 하지만 단식을 하면 체수분 중에서도 불필요한 노폐물과 독소 위주로 배출됩니다. 따라서 똑같이 5kg을 줄이더라도 이뇨제로 줄이는 것과 단식으로 줄이는 것과는 하늘과 땅 차이라고 할 수 있습니다.

Q 단식을 할 때 보통 장세척이나 관장을 하지 않나요?
A 장운동이 원활치 못해 장 속에 숙변이 지나치게 많거나 단식 기간이 1~2일로 짧아 노폐물을 충분히 배출할 수 없을 때 장세척이나 관장이 도움이 되지만 평소 배변활동에 지장이 없는 사람이라면 굳이 하지 않아도 됩니다. 단식을 끝낸 후 섬유질이 풍부한 식품과 물을 충분히 섭취하면 숙변은 얼마든지 제거할 수 있기 때문입니다. 특히 장세척이나 관장을 체중 감량법 중 하나로 오해하는 일은 없어야 합니다. 보통 장세척이나 관장을 해주면 체중이 줄어들기 때문에 살이 빠진 것으로 착각하는 경우가 있는데 이는 숙변이 빠진 것일 뿐 결코 살이 빠진 것이 아닙니다. 숙변을 제거하면 아랫배가 들어가는 효과는 있지만 평소 식습관과 생활습관을 바꾸지 않는 한 숙변은 다시 쌓이게 마련입니다. 숙변이 쌓일 때마다 장세척이나 관장을 반복하면 장의 운동 기능이 떨어질 뿐 아니라 장 속의 유익한 세균마저 씻어내는 결과를 낳아 악순환만 반복될 수 있습니다. 그러므로 단식을 할 때도 꼭 필요한 경우가 아니면 장세척이나 관장을 할 필요는 없습니다.

Q 절식요법을 시도했다가 도저히 못 견딜 정도가 되면 어떻게 해야 하나요?

A 보통 감식기 3일은 잘 버티는데 단식기 5일을 버티지 못하는 경우가 종종 있습니다. 이때 바로 일반 음식을 먹으면 요요현상의 원인이 될 뿐 아니라 몸에도 심한 부담이 됩니다. 따라서 단식 도중 그만둬야 하는 사정이 생긴다면 반드시 단식 일수만큼의 회복식기와 그 2배수만큼의 식이요법기를 거쳐야 합니다. 예를 들어 단식을 2일간 했다면 단식을 그만둔 다음날부터 2일간 회복식을 하고 이후 4일간 식이요법을 하는 식입니다. 회복식을 할 때는 5일 식단을 2일로 단축해 실시한다고 생각하면 됩니다. 즉, 첫날 아침과 점심에 미음을 먹고 저녁에 묽은 죽을 먹은 후 다음 날 죽 $\frac{1}{2}$공기, $\frac{3}{8}$공기, 1공기 순으로 점차 늘려나가면 됩니다.

Q 단식 2일째부터 목 아래쪽으로 두드러기가 생기기 시작했는데 이것도 명현반응인가요?

A 명현반응은 단식 3일째부터 시작되는 것이 일반적이지만 사람에 따라 그보다 이르거나 늦게 나타날 수 있고 나타나는 증상도 다릅니다. 얼굴에 여드름이 생기거나 몸에 두드러기가 생기는 것은 피부를 통해 노폐물과 독소가 배출되면서 나타나는 현상이므로 명현반응이 맞습니다. 여드름이나 두드러기는 다른 명현반응과 달리 쉽게 가라앉지 않고 며칠간 계속될 수 있는데 이때 약을 바르거나 섣불리 증상을 치료하려고 들어서는 안 됩니다. 노폐물과 독소가 충분히 배출되고 나면 저절로 가라앉고

흉터도 남지 않습니다.

Q 감식기와 회복식기 때 꼭 죽을 먹어야 하나요? 평소 먹던 선식이 있는데 이것으로 대체하면 안 될까요?

A 도시락을 지참하는 것이 번거롭고 평소 먹던 선식이나 생식이 있다면 대체해도 상관없습니다. 다만 감식기와 회복식기는 섭취량을 서서히 줄여나가고 늘려나가면서 몸에 신호를 주는 시기이므로 그 양과 농도를 잘 조절해야 합니다. 그리고 회복식기에는 되도록 정해진 식단을 지키는 것이 좋습니다. 회복식기는 소금이나 양념을 극도로 제한함으로써 식재료 고유의 맛을 즐길 수 있도록 입맛을 바꿔나가는 과정이기도 한데 일정한 맛으로 가공돼 있는 선식이나 생식으로는 이 같은 효과를 기대할 수 없기 때문입니다. 무엇보다 마시는 것으로 식사를 끝내는 선식이나 생식보다 조금씩 부식을 추가하면서 씹을 수 있는 음식을 늘려나가는 것이 식욕을 충족시키는 데도 도움이 됩니다.

Q 단식 때 마시는 물의 온도는 상관없는지요?

A 너무 차갑거나 뜨거운 물은 위장에 자극이 될 수 있으므로 상온의 물이 가장 좋습니다. 그러나 여름에는 시원한 물, 겨울에는 따끈한 정도의 물도 상관없으므로 자신이 마시기 편한 온도의 물을 선택해 되도록 많이 마시도록 합니다. 물을 마실 때는 한꺼번에 많이 마시거나 벌컥벌컥 마시면 역시 위장에 자극이 되므로 조금씩 자주 마시는 것이 좋습니다.

Q 절식 기간 중에 부부생활은 해도 되나요?
A 단식 기간은 물론 절식 기간 23일 동안은 금욕을 해야 합니다. 성생활이 몸에 특별한 문제를 일으켜서가 아니라 극심한 피로감과 공복감을 불러올 가능성이 있기 때문입니다.

Q 짜게 먹으면 살찐다는데 사실인가요?
A 단순히 짜게 먹는 것만으로 살이 찌지는 않습니다. 짜게 먹으면 물을 많이 마시게 되는데 몸에 염분이 많을수록 물이 밖으로 잘 배출되지 않고 몸속에 오래 머물게 됩니다. 물 자체는 칼로리가 전혀 없지만 염분과 결합한 수분이 체수분의 용적을 늘려 비만의 원인이 되는 것입니다. 그렇다고 짜게 먹으면서 물을 제대로 마시지 않으면 몸속의 혈관과 세포들이 염분에 절여져 심각한 손상을 입게 됩니다. 반대로 염분의 섭취를 지나치게 제한해도 세포가 산소와 영양소를 제대로 공급받지 못할 뿐 아니라 노폐물과 독소를 배출하는데도 장애가 생길 수 있습니다. 보통 짜게 먹는 식생활이 문제가 되는 것은 미네랄은 거의 없이 염화나트륨 함량만 높은 정제염을 섭취하기 때문입니다. 따라서 미네랄 함량이 높은 천일염을 적당히 섭취하는 식생활을 하면 살이 찔 염려도 줄일 수 있고 지나친 염분 섭취로 인한 각종 부작용도 예방할 수 있습니다.

Q 맵게 먹는 것도 안 되나요? 매운 음식이 살 빼는 효과가 높다고 하던데….

A 매운 음식이 살 빼는 효과가 있다는 것은 매운 음식을 먹으면 몸에 열이 나면서 땀을 흘리기 때문입니다. 따라서 매운 음식의 칼로리 소모 효과는 음식을 먹을 때만 나타나는 일시적인 효과일 뿐 지속적인 다이어트에는 도움이 되지 않습니다. 더구나 다이어트를 위해 매운 음식을 지나치게 섭취하면 위장과 장에 자극을 주어 이들 기관을 손상시킬 위험이 있기 때문에 장기적으로는 음식물의 소화흡수율을 오히려 떨어뜨리는 결과를 낳을 수 있습니다. 그리고 소화흡수율이 떨어지면 노폐물과 독소가 몸에 더 많이 축적돼 살이 찌기 쉬운 체질이 될 수 있으므로 매운 음식으로 다이어트를 하겠다는 생각은 버리는 것이 좋습니다.

Q 조금씩 자주 먹어 하루에 섭취하는 칼로리의 양을 줄이면 살을 뺄 수 있지 않을까요?

A 배가 고프면 많이 먹게 되므로 배고프기 전에 적은 양의 음식으로 공복감을 달래 전체 칼로리 섭취량을 줄이면 살을 뺄 수 있다고 생각하는 사람들이 의외로 많습니다. 그러나 이런 방법으로 칼로리 섭취량은 줄일 수 있어도 몸에 애초 저장돼 있던 체지방은 연소시킬 수 없습니다. 우리 몸은 에너지를 필요로 할 때 쓰기 쉬운 에너지원부터 꺼내 쓰게 돼 있습니다. 가장 쉬운 것이 아직 지방으로 저장되지 않은 탄수화물과 단백질이고 마지막으로 지방을 태워 에너지원으로 사용합니다. 그런데 음식을 자

주 먹으면 지방으로 저장되지 않은 탄수화물과 단백질이 늘 몸속에 풍부하기 때문에 우리 몸은 아예 지방을 에너지원으로 사용할 필요가 없는 체질로 바뀌게 됩니다. 또 끊임없이 음식을 먹으면 위장이나 간, 장 등 소화 흡수에 관여하는 장기가 휴식을 취할 수 없어 무리를 한 나머지 기능이 떨어질 가능성도 높습니다. 그러므로 조금씩 자주 먹는 것보다 중요한 것이 많이 먹더라도 정해진 시간에 규칙적으로 식사하는 것입니다.

Q 보통 유산소 운동을 해야 살이 빠진다고들 하던데요.
A 유산소 운동이 체지방을 연소시키는 효과가 더 높은 것은 사실이지만 근력 운동이나 스트레칭, 요가 등도 체지방을 연소시키는 효과가 있습니다. 유산소 운동은 심폐 기능을 향상시켜 체지방을 태우지만 무산소 운동은 평소 쓰지 않던 대근육을 움직여 열을 발생시킴으로써 체지방을 태우기 때문입니다.

Q 다이어트를 하면 얼굴살부터 빠져서 남들이 자꾸 나이 들어 보인다고 하는데 얼굴살말고 빼고 싶은 부위만 뺄 수는 없을까요?
A 다이어트를 하는 동안 얼굴살이 빠지는 현상은 피할 수 없습니다. 문제는 다이어트 후 얼굴이 회복되는지 아닌지 하는 것입니다. 무작정 굶었다 먹었다를 반복하는 다이어트나 스트레스 받아가며 억지로 하는 다이어트를 하면 피부세포가 지치고 내부 장기도 손상되기 때문에 다이어트 후에도 얼굴이 쉽게 회복되지 않습니다. 이에 비해 체질 성형으로 다이어

트를 해주면 내부 장기들의 기능이 좋아질 뿐 아니라 노폐물과 독소의 배출로 세포들이 깨끗해지면서 젊어지고 혈액순환과 신진대사까지 원활해지기 때문에 단식기만 끝나면 서서히 얼굴이 원상태로 회복되면서 전보다 젊고 깨끗한 얼굴로 거듭날 수 있습니다.

Q 평소 고혈압약과 당뇨약을 복용하고 있는데 절식요법을 하는 동안 이 약을 그대로 복용해도 되는지요?
A 병력이 어느 정도 되는지에 따라 대처법이 달라질 수 있지만 절식요법을 하는 동안, 특히 단식기에는 어떠한 약도 복용해서는 안 됩니다. 이 때문에 지병이 더 악화되는 것은 아닌지 걱정하는 사람들도 있는데 절식요법을 하고 나면 대개 약을 완전히 끊거나 복용량을 줄여도 될 정도로 증세가 확연히 좋아집니다. 단, 질환이 있는 경우에는 절식요법을 하는 동안 심각한 영양결핍이나 부작용을 초래할 수 있으므로 평소 지병이 있는 경우라면 반드시 전문의와 상의해 절식요법의 시행 여부를 결정해야 합니다.

Q 체질 성형에 실패하는 사람도 있나요?
A 성공과 실패를 말하기 전에 체질 성형은 절식을 거쳐 체질식이요법과 생활치유요법까지를 말하는 것이므로 이 모두를 제대로 실행한다면 결코 실패할 수 없습니다. 단 절식요법에는 성공해 체중을 줄였는데 이후 체질식이요법에 실패하거나 생활습관을 고치지 못하면 절식 기간 중에 뺀 살

이 도로 찔 수밖에 없겠지요. 체질 성형에 실패하는 사람들은 보통 다이어트에 성공했다는 안도감으로 다시 예전과 똑같은 식생활을 하고 생체리듬에 어긋난 생활로 체질을 다시 망가뜨리는 경우입니다. 결국 체질 성형 프로그램을 완성하지 못해 실패했다고 할 수 있습니다.

Q 단식을 주기적으로 해주면 몸이 좋아진다고 들었는데….

A 단식을 너무 자주 하면 몸에 무리가 될 뿐 아니라 몸이 단식에 적응해 효과도 떨어지고 심하면 체지방을 잘 연소시키지 못하는 체질로 바뀔 우려도 있습니다. 따라서 아무리 많아도 1년에 1~2회 이상은 하지 말아야 하며 단식을 반복할 때는 3~4개월 이상 몸이 충분히 회복될 수 있는 기간을 두어야 합니다. 주말 단식을 할 경우에도 월 1회 이상은 하지 말아야 합니다.

Q 체질 성형을 하면 나잇살도 찌지 않는지요?

A 30세 이후부터 찌기 시작하는 나잇살은 기초대사율이 떨어지기 때문입니다. 체질 성형을 하면 살이 잘 찌지 않는 체질로 바뀌기 때문에 나잇살도 덜 찌기는 하지만 기초대사율이 떨어지는 생리적 현상까지 막을 수는 없습니다. 따라서 기초대사율 대신 에너지 대사율을 높일 수 있도록 운동량이나 활동량을 늘리는 것이 중요합니다.

Q 한방 치료에서 사용한다는 이침이 식욕억제제와 어떻게 다른가요?
A 식욕억제제나 이침이나 뇌 속의 포만중추를 자극해 식욕을 억제한다는 점에서는 동일합니다. 식욕억제제는 약물을 이용해, 이침은 침으로 혈자리를 자극해 식욕을 억제하는 것이지요. 그리고 효과가 일시적이라는 점에서도 동일합니다. 식욕억제제는 약을 복용하는 동안에만, 이침은 이침을 꽂고 있는 동안에만 식욕억제 효과를 볼 수 있습니다. 흔히 약물을 사용하는 식욕억제제에 비해 이침의 효과가 떨어질 것이라고 생각하는 사람들이 많지만 이침의 식욕억제 효과는 상당히 강력합니다. 이침을 꽂고 있는데도 불구하고 식욕이 당길 때 침을 손가락으로 눌러 보다 센 자극을 가하면 바로 식욕이 사라지는 효과를 볼 수 있을 정도입니다. 이처럼 효과는 동일하지만 부작용의 위험성 면에서는 큰 차이가 있습니다. 식욕억제제는 약물이 직접 식욕을 조절하는 자율신경계에 작용하기 때문에 부작용의 위험이 있고 약물에 내성이 생겨 지속적인 사용이 불가능하지만 이침은 혈자리를 자극하기 때문에 부작용의 위험이 거의 없고 내성도 생기지 않습니다. 따라서 식욕억제제보다 이침이 안전한 방법이라고 할 수 있습니다.

Q 한방다이어트라고 하면 보통 살 빼는 한약을 처방하지 않나요?
A 살 빼는 한약을 처방하는 경우가 많지만 이 한약도 결국 약을 복용하는 동안에만 체중 감소 효과를 볼 수 있기 때문에 영구적인 다이어트법이라고 할 수 없습니다. 이 때문에 최근에는 몸속의 노폐물과 독소를 제거

하고 체질을 개선하는 것으로 다이어트 효과를 높이려는 시도를 하고 하는데 가장 효과적인 방법이 체질을 완전히 바꿔주는 체질 성형 다이어트입니다. 체질 성형 다이어트는 약을 전혀 복용하지 않고 절식요법 및 식습관과 생활습관을 바꾸는 것으로 다시는 살찌지 않는 체질로 바꿀 수 있는 방법이기 때문입니다.

평생 살 안찌는 몸 만들기

1판 1쇄 발행 2009년 5월 25일
1판 18쇄 발행 2014년 2월 20일

지은이 | 신현대

발행인 | 김재호
출판편집인·출판국장 | 권순택
출판팀장 | 이기숙

진행 | 문영숙
아트디렉터 | 김영화
디자인 | 박은경
마케팅 | 이정훈·정택구·박수진
교정 | 황금희
인쇄 | 코리아프린테크

펴낸곳 | 동아일보사
등록 | 1968.11.9(1-75)
주소 | 서울시 서대문구 충정로 29(120-715)
마케팅 | 02-361-1030~3 팩스 02-361-1041
편집 | 02-361-0992 팩스 02-361-0979
홈페이지 | http://books.donga.com

저작권 ⓒ 2009 신현대
편집저작권 ⓒ 2009 동아일보사
이 책은 저작권법에 의해 보호받는 저작물입니다.
저자와 동아일보사의 서면 허락 없이 내용의 일부를 인용하거나 발췌하는 것을 금합니다.

ISBN 978-89-7090-711-6 13510
값 10,000원